健康吃油！

油與脂肪的驚人真相

魚油真的比較營養？如何減少內臟脂肪？
吃出身心都健康的52個飲食關鍵

※ 本書為《油與脂肪的驚人真相：魚油真的比較健康？哪種脂肪不讓人變胖？改變你對健康飲食誤解的52個重要關鍵》換裝改版

前言

時間過得好快，從日本社會掀起一股關注與實踐「脂質」攝取的熱潮開始，至今已經快五年了。

相信各位讀者對「油脂」的好壞，多少都有些認識。只要到超市走一趟，很難不被貨架上琳琅滿目的油品吸引。從橄欖油、椰子油、紫蘇油到亞麻仁油等等，品項多到讓人忘了自己本來想買的是什麼油，簡直眼花撩亂。

可是，就算人們已經知道不少有益身體健康的資訊，但好像還是很難去替換掉或減少使用那些已經滲透到我們日常生活中的「油脂」，這又是為什麼呢？

追本溯源，還不都是因為「油脂」實在是太美味了。

受不了誘惑，沒有節制地攝取油脂的話，人們就容易罹患不良生活與飲食習慣所引起的疾病，想必這不是大家所樂見的事情。因此，藉由閱讀本書的機會，讓我們一起邁出打造健康身體的步伐吧，未來一定能因為你的行動而改變。

本書可能會有些看起來很艱深、不易理解的內容，但選擇「油脂」的方法，只要習慣了之後其實也沒有那麼困難。

我希望讀者們能藉由閱讀本書，重新修正有關「油與脂肪」的知識，逐步調整你的飲食習慣，幫自己創造健康的未來。

麻布大學 生命環境科學系教授　守口徹

目錄

第1章

想要減肥或維持身體健康

不可或缺的脂質小知識

01

想要減肥或打造健康的身體，千萬不可缺少脂質

脂質對人類來說，是維持生命必不可少的營養素

只要一提到「減肥」或「健康」，很多人的心裡就會出現「油還是少攝取一點比較好」的這種想法。沒錯，攝取太多的油絕非一件好事，但**油＝脂質，是和醣類、蛋白質並列的三大營養素之一，人類若要維持生命就得攝取**。脂質除了能轉化為我們活動時所需的能量，還能形成人體內約37兆個細胞的「膜」。如果我們在不清楚脂質的重要性之下，就貿然停止攝取的話，可能導致身體的運作發生問題，甚至帶來許多不好的影響。因此無論是為了減肥還是維持身體健康，我們都得攝取脂質才行。

但話雖如此，也不是不管吃什麼油，都對人體有益處。**事實上脂質的種類繁多，均衡攝取才是最好的方式**。例如只攝取沙拉油或過量食用肥肉，都稱不上均衡攝取，而且還容易讓身材走樣。因此，攝取脂質時重要的不只在「量」的滿足，「內容」同樣也不可偏廢。

那麼脂質究竟有哪些種類？而不同種類的脂質，又扮演著什麼樣的角色呢？從本書第十二頁起，將一一向大家詳述說明。只要我們能正確掌握關於脂質的知識，一定能對減肥瘦身，以至於維持身體健康，都起到正面積極的作用。

脂質是三大營養素（產能營養素）之一

三大營養素		
	醣類	➡能轉化為人類活動時所需的能量
	蛋白質	➡形成人類的肌肉和骨骼
	脂質	➡能轉化為人類活動時所需的能量，形成細胞膜

醣類（碳水化合物）、蛋白質、脂質是維持人類生命不可或缺的「三大營養素（產能營養素）」。醣類主要會轉換成人類活動時所需的能量，蛋白質則是構建人類身體的基礎元素，而脂質能同時應用於這兩個方面。不論是以減肥還是或維持身體健康為目的的人，都必須攝取脂肪才行。

不同的脂質對人體健康所帶來的影響也不一樣

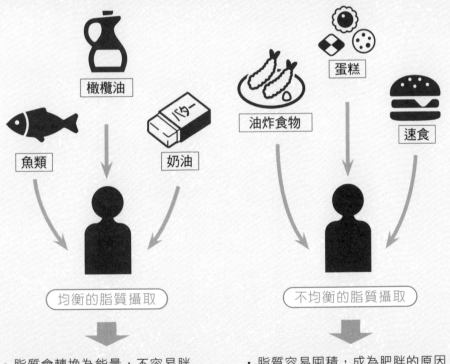

- 脂質會轉換為能量，不容易胖
- 能活化腦部，預防得到失智症

- 脂質容易囤積，成為肥胖的原因
- 導致腦部無法正確地傳遞訊息

02

「油」和「脂」有何不同？

在常溫下，「油」是液態的，「脂」是固態的

脂質原則上可以大致區分為「油」和「脂」兩種類型。雖然在日語中兩者都寫為「Abura」（あぶら），但它們的特徵和原料並不相同。

「油」在常溫下通常呈現液體狀，例如沙拉油或芝麻油等，市面上的「植物性油脂」大都屬於這種類型。植物的種子、胚芽和果肉中都含有油分，將這些部分進行壓榨後取得的，就是植物性油脂。

另一方面，**「脂」在常溫下通常呈現固體狀，就像「牛脂」、「豬背脂」（豬油）等。從名稱上就可以知道，「脂」基本上屬於動物體內的油脂。**而由牛奶的乳脂肪所製成的奶油，也是一種「脂」。

儘管如此，我們也不能做出「油」等於「植物性油脂」，「脂」等於「動物性油脂」這樣簡單的歸類結論。例如魚油雖然是動物性油脂，但卻被劃分在「油」裡面。而原料為椰子的椰子油，雖然是植物性油脂，但在常溫下卻是固體的「脂」。

如前所述，日語中的「Abura」一詞，可同指特徵不同的「油」和「脂」兩種類型。**從營養素的角度來看，兩者雖然同為脂質，但是對人體的影響卻有很大的差異，**因此希望大家能先初步將分辨「油」和「脂」不同之處的方法給記下來。

另外，油的種類裡面還有以礦物為原料所生成的「原油」，例如用於機械上的潤滑油原料就屬此類。這種油因為不容易被人類和其他生物分解，所以不能食用。

「油」和「脂」的差異

油

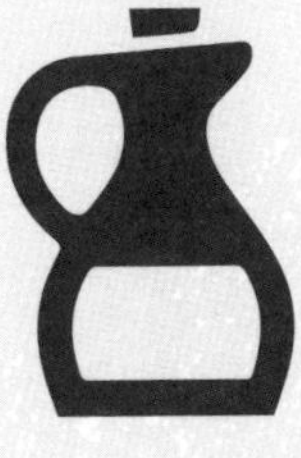

沙拉油、芝麻油、
橄欖油、紫蘇油等

常溫下為液體
主要為植物性油脂

脂

牛脂、豬背脂、
奶油等

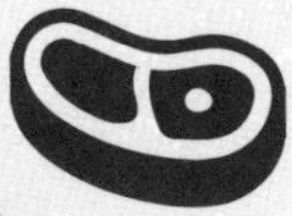

常溫下為固體
主要為動物性油脂

油在常溫下為液體，最具代表性的有沙拉油和芝麻油。脂則是在常溫下為固體，例如牛脂和豬背脂。在大部分情況下，油為植物性油脂，脂為動物性油脂。油和脂對人體所帶來的影響有很大的差異。

也有動物性的「油」和植物性的「脂」

動物性的油

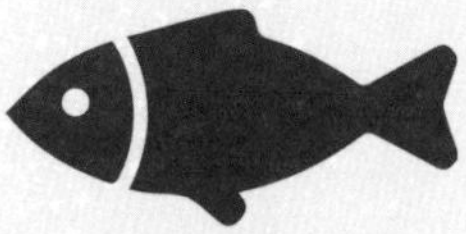

魚油等

常溫下為液體

植物性的脂

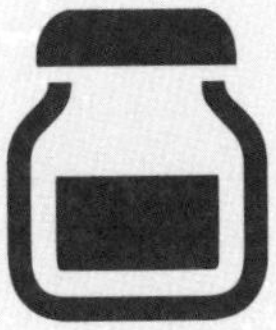

椰子油、可可脂等

常溫下為固體

在動物性油脂中，有部分為在常溫之下成液態的「油」，例如魚油和馬油。而在植物性油脂中，也有像椰子油或可可脂（Cocoa Butter）等，在常溫下成固態的「脂」。由此可知，大家認知中的「植物性油脂＝油，動物性油脂＝脂」並非金科玉律。

03

構成脂質的脂肪酸

脂肪酸決定了油脂的特徵

前面提到，脂質可以分為「油」和「脂」兩種類型，而造成兩者在特徵上出現差異的原因，來自於脂質中名為「脂肪酸」的成分。

提到脂質，一般所指的是中性脂肪（三酸甘油脂），它由甘油（glycerol）這種物質和三個脂肪酸所組成。本書之後的章節會再提到，脂肪酸可分為四大類型，彼此在容易固化的程度和營養面上各有不同的特色。「這種油脂是由什麼樣的脂肪酸所構成？」會決定油脂的特徵。

讓我們就這個話題再深入一些說明。脂肪酸的分子結構由碳（C）、氧（O）、氫（H）三種原子所構成。碳原子像念珠一樣串連在一起，而在其外圍則圍繞著氫原子。串在一起的碳元素個數，會因脂肪酸而有所改變，然後表現出不同的差異。

其中，碳的數量較少的稱為「短鏈脂肪酸」，數量居中的稱為「中鏈脂肪酸」，而數量較多的則稱為「長鏈脂肪酸」。不知道各位讀者是否聽說過「中鏈脂肪酸對身體健康有益」這種說法呢？脂肪酸中碳的數量越少，越容易被人體代謝出去，中鏈脂肪酸因碳的數量較少，所以是一種「容易燃燒的脂肪酸」，並因此而受到矚目。

做了這麼多說明，最主要是希望讀者們能記住，「脂質是由脂肪酸所構成」這個大方向概念。

脂質由脂肪酸構成

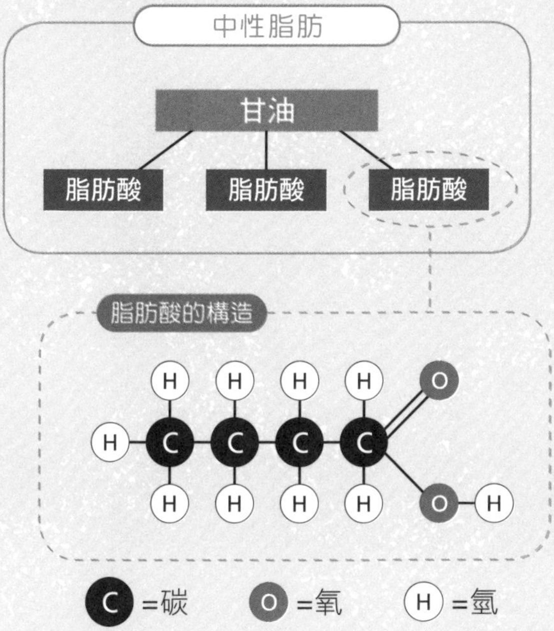

一般提到的脂質為中性脂肪，它的構造是由甘油及三個脂肪酸所組成的。

脂肪酸由碳（C）、氫（H）、氧（O）三種原子所構成。

脂肪酸因種類而有不同的構造

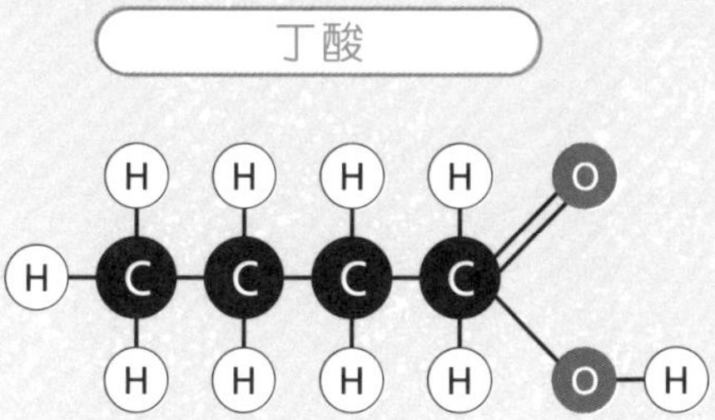

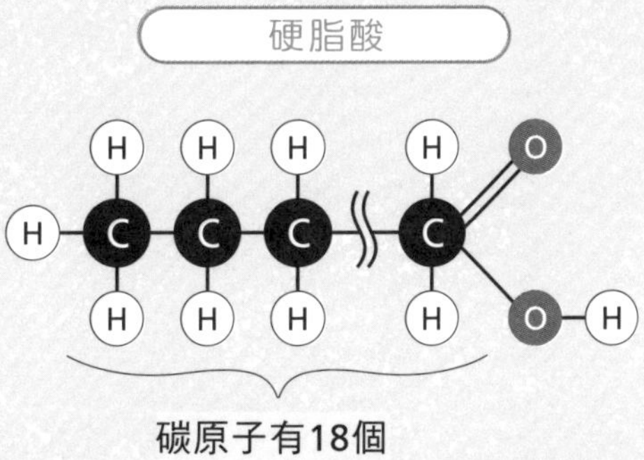

脂肪酸的種類會依據碳原子的數量而改變。例如丁酸有4個碳原子，而硬脂酸（Stearic Acid）則有18個串聯在一起。因構造的不同，所呈現出來的特徵也會有所差異。另外，依碳原子數量的不同，又可區分出短鏈脂肪酸、中鏈脂肪酸和長鏈脂肪酸三種類型。

04

飽和脂肪酸與不飽和脂肪酸

區分出「油」和「脂」差異的兩種脂肪酸

脂肪酸的種類，可分為「飽和脂肪酸」和「不飽和脂肪酸」兩大類。**飽和脂肪酸是分子構造中，碳原子都被氫原子給佔滿的脂肪酸。而不飽和脂肪酸則與之相反，是碳原子沒有被氫原子佔滿的脂肪酸。**

只是透過文字介紹或許不太好懂，讀者們可參考左頁的圖表來理解。飽和脂肪酸中，每個碳原子都整齊地和兩個氫原子連結在一起。但在不飽和脂肪酸中，有部分碳原子並沒有和兩個氫原子連結在一起，取而代之的是兩個碳原子連結在一起（＝雙鍵）。

這樣的差異會表現在：**飽和脂肪酸的分子結構較為穩定，是容易凝固的油脂。而不飽和脂肪酸則與之相反，是分子結構較鬆散，黏性較低的油脂。**常溫環境下為固體的「脂」，大多含有較多飽和脂肪酸，而在常溫環境下為液體的「油」，則含有大量的不飽和脂肪酸。反過來說，正因所含的脂肪酸不同，所以「脂」才容易凝固，而「油」則不易凝固。

此外，在不飽和脂肪酸中，雙鍵（Double Bond）只出現一次的，稱之為「單元不飽和脂肪酸」（Monounsaturated Fatty Acid）。而雙鍵出現兩次以上的不飽和脂肪酸，則稱之為「多元不飽和脂肪酸」（Polyunsaturated Fatty Acid）。單元不飽和脂肪酸可以由人體內合成出來，而多元不飽和脂肪酸則無法。正因多元不飽和脂肪酸必須透過飲食來攝取，所以也被稱作「必需脂肪酸」。

飽和脂肪酸和不飽和脂肪酸的差異

飽和脂肪酸

在常溫下為固體
碳原子之間沒有雙鍵

分子構造示意

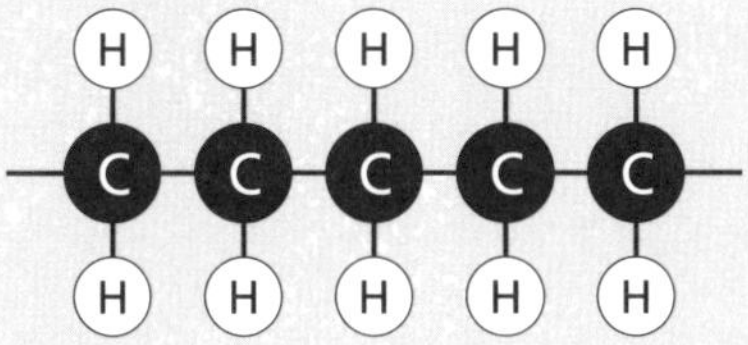

碳原子（C）和氫原子（H）之間，整齊的連接在一起

不飽和脂肪酸

在常溫下為液體
碳原子之間存在雙鍵

分子構造示意

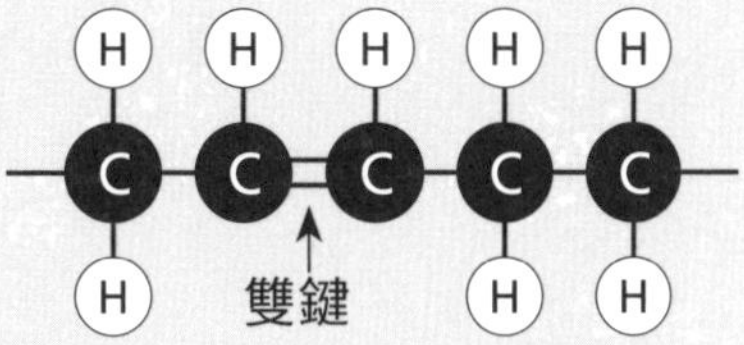

碳原子（C）中有部分出現雙鍵，因此氫原子（H）的數量較少

單元不飽和脂肪酸

碳元素之間的雙鍵只出現一次
人體內可自行合成

分子構造示意

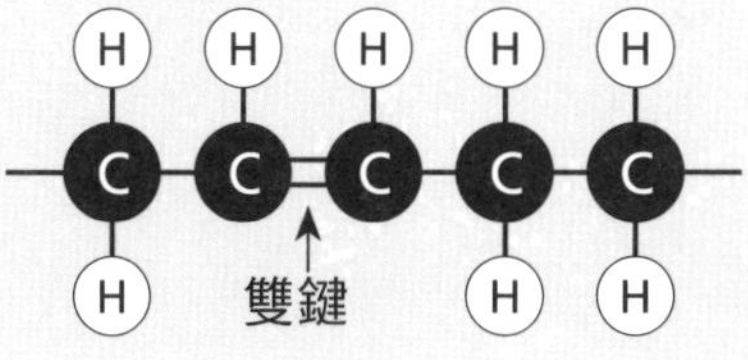

多元不飽和脂肪酸

碳元素之間的雙鍵出現兩次以上
為人體內無法自行合成的
必需脂肪酸

分子構造示意

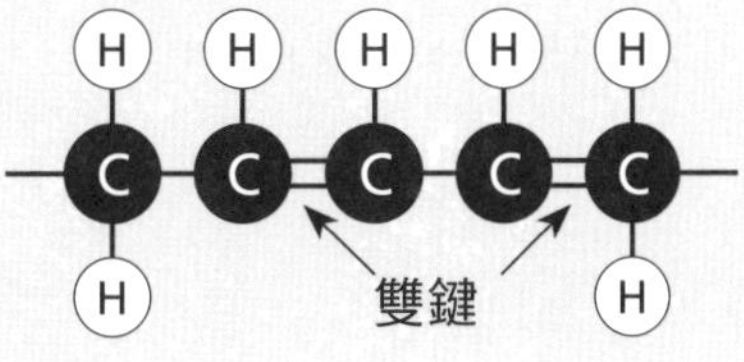

05

脂肪酸的種類

各種脂肪酸的特徵

實際上，脂肪酸到底有幾種呢？左頁的圖表將為各位讀者介紹最具代表性的幾種脂肪酸。

首先來認識一下，在常溫環境下為固體的「脂」中，所富含的飽和脂肪酸。月桂酸和肉豆蔻酸為植物性「脂」的主要成分，其中月桂酸因有助消化又是中鏈脂肪酸而備受矚目。另一方面，動物性「脂」的主要成分則為棕櫚酸和硬脂酸。不過因為**兩者皆為長鏈脂肪酸，容易堆積在人體內，所以吃多了會有提高動脈硬化的風險**。

接著，讓我們來認識「油」的成分裡，不飽和脂肪酸中人體可以自行合成的單元不飽和脂肪酸。橄欖油的主要成分油酸（Oleic Acid），是最具代表性的單元不飽和脂肪酸。油酸不易氧化又耐熱，容易使用是它最大的優點，但儘管如此，攝取過量還是會讓人發胖。

接著來看不飽和脂肪酸中，人體無法自行合成的多元不飽和脂肪酸。許多種類沙拉油中都含有的亞油酸，是最接近我們日常生活的多元不飽和脂肪酸。這種脂肪酸因為也存在於大豆、小麥和米飯中，因此可能會讓人們在無意間攝取過量。另一方面，被視為對健康有益的**EPA和DHA，則是逐漸不太吃魚的現代人最容易缺乏的脂肪酸**，讀者們應該要盡量攝取這類脂肪酸為宜。

最後做個補充，不飽和脂肪酸幾乎全部都是長鏈脂肪酸，而在其中，EPA和DHA又是碳鏈（碳原子的連結）較長的脂肪酸。

脂肪酸的種類與特徵

飽和脂肪酸

名稱	碳原子數量	雙鍵數量	說明
醋酸	2	0	醋
丁酸	4	0	奶油和起司等
月桂酸	12	0	椰子油和棕櫚油等
肉豆蔻酸	14	0	
棕櫚酸	16	0	牛脂和豬油等
硬脂酸	18	0	

單元不飽和脂肪酸

名稱	碳原子數量	雙鍵數量	說明
棕櫚油酸	16	1	澳洲胡桃油
油酸	18	1	橄欖油的主要成分

多元不飽和脂肪酸

名稱	碳原子數量	雙鍵數量	說明
亞油酸	18	2	大豆和玉米油的主要成分，小麥和米中也含有。
γ-次亞麻油酸	18	3	可由吸收到體內的亞油酸合成
α-亞麻酸	18	3	紫蘇油和亞麻仁油等
花生四烯酸	20	4	可由吸收到體內的亞油酸合成
EPA（二十碳五烯酸）	20	5	魚油的主要成分
DHA（二十二碳六烯酸）	22	6	

06

是不是只要攝取脂質就會變胖？

藉由選擇脂質的種類，就能打造出不容易發胖的體質

許多人都認為「只要攝取脂質就會變胖」，這樣的觀念到底是否正確？

的確，脂質的卡路里較高是不爭的事實。三大營養素中，醣類和蛋白質1克約能提供4卡的熱量，而脂質1克卻能提供9卡的熱量。在量相同的情況下，攝取脂質卻會得到比醣類或蛋白質高出一倍的卡路里。因此，如果攝取過多脂質的話，無法轉換為能量消耗掉的部分，就會成為體脂肪累積在我們體內。

話雖如此，這裡要提醒各位讀者，脂質還是可分為「容易使人變胖」和「不易使人變胖」兩種類型。**簡單來做分類的話，常溫下為固態的「脂」容易使人發胖，而常溫下為液態的「油」，則不容易使人發胖**。這是因為「脂」在人體內也會形成固態，積累儲存。而「油」在人體內流動性較強，容易轉換為能量來使用，這是兩者在性質上的差異。因此，就算是攝取數量相同的脂質，也會因為吃進肚裡的是「脂」或是「油」，而影響一個人是否容易變胖的程度。

舉例來說，一個嗜食肥肉的人，就算他有在控制脂質的攝取量，但身材還是容易發胖。但如果他把肥肉換成了富含EPA和DHA的魚油，那麼就能降低體型走樣的可能性。從這層意義上來看，含有豐富亞油酸的沙拉油，應該也屬於不易使人變胖的油類，然而因為亞油酸經常出現在許多加工食品中，所以人們很容易一不小心就攝取過量。

脂質的卡路里很高

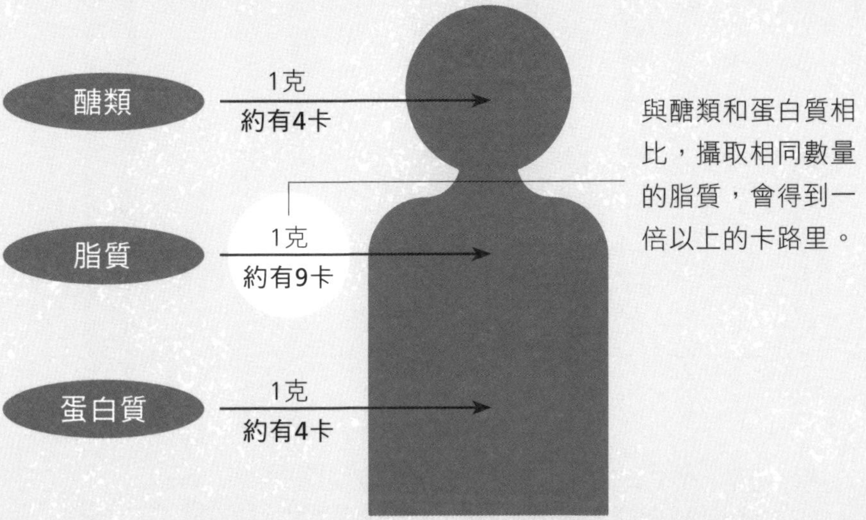

不同的脂質對人體健康所帶來的影響也不一樣

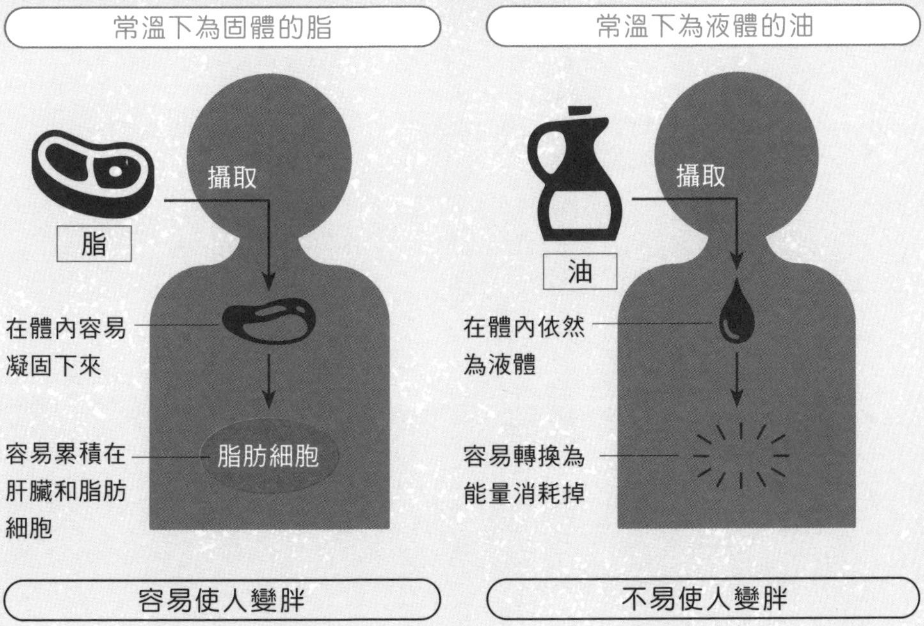

07

形成體脂肪的原理

體脂肪的形成與醣類和脂質有關

攝取過多的脂質或因選擇脂質的方式不當，都會使體內的體脂肪增加，導致身材走樣。然而人之所以會變胖，原因可不只如此而已。這一節要和讀者們再深入介紹，人會發胖的原理。

我們透過進食所獲得的營養素中，能轉化為身體活動能量的是醣類和脂質。醣類在人體內會分解為葡萄糖，而脂質則會分解為脂肪酸，兩者都能轉化為身體所需的能量供使用。**而那些沒有用完的葡萄糖和脂肪酸，就會被儲存到肝臟和脂肪細胞中，這就是體脂肪形成的真相。**奧妙人體這麼做的目的，是為了讓我們能在遇到緊急狀態時，可以使用這些積蓄在體內的能量，以作應變。

讀到這裡，相信各位讀者都已經知道，體脂肪來自於醣類和脂質。因此不管是攝取過量的醣類或脂質，都會讓我們變胖。

話雖如此，從某個意義上來說，體脂肪對維持人類生命也起到一定的作用。**體脂肪不只能在緊急時刻成為能量來源，還能在當人們遭逢室外低溫或受到衝撞時，發揮保護我們的功用。但如果體脂肪的數量太多，結果當然就是會變胖。**

人體中剩餘的能量之所以會以體脂肪的形式儲存下來，主要的原因還是因為脂質（＝脂肪）適合用來儲存能量。如果換作是以醣類（＝葡萄糖）的形式儲存在人體內的話，我們的身體則會沉重到難以活動。總結來說，脂質在提供能量的效率表現上相當出色，也不可或缺。

從食物到形成體脂肪的過程

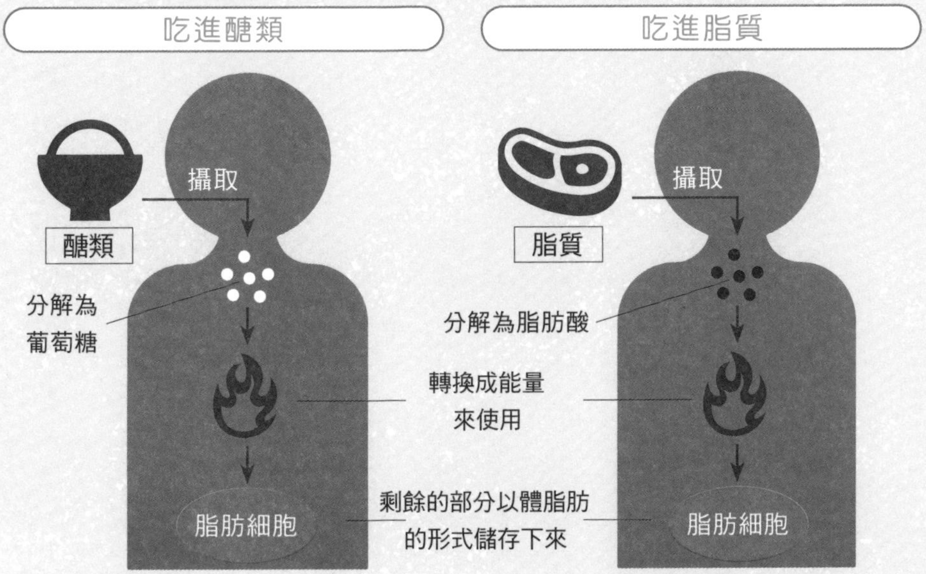

吃進醣類
吃進脂質
攝取
醣類
分解為
葡萄糖
攝取
脂質
分解為脂肪酸
轉換成能量
來使用
剩餘的部分以體脂肪
的形式儲存下來
脂肪細胞
脂肪細胞

人們攝取醣類後，在體內會將其分解為葡萄糖；在攝取脂質後，在體內會將其分解為脂肪酸。葡萄糖和脂肪酸都能轉化為人類活動時所需要的能量，兩者剩餘的部分，也都會以體脂肪的形式儲存下來。

體脂肪適合用於儲存能量

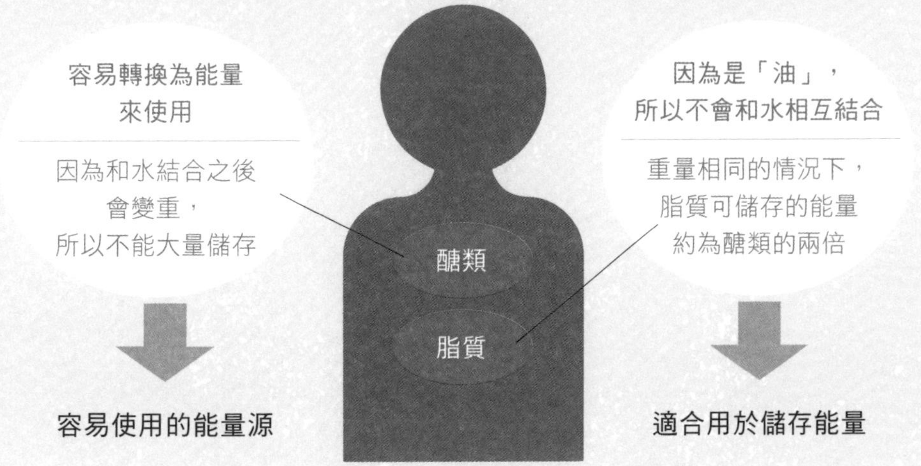

容易轉換為能量
來使用
因為和水結合之後
會變重，
所以不能大量儲存
容易使用的能量源
醣類
脂質
因為是「油」，
所以不會和水相互結合
重量相同的情況下，
脂質可儲存的能量
約為醣類的兩倍
適合用於儲存能量

08

為什麼在減肥中的人，也需要攝取脂質？

減肥時也要好好地攝取油脂

本書在第十八頁中，已向各位讀者們說明過，選擇脂質的方式會影響我們是否容易變胖。話雖如此，文中提到的也只是不容易變胖而已，而不是會讓你瘦下來。或許，讀到這裡可能許多人心中都會浮現出這樣的疑問：「果然，想要減肥成功的話，還是要盡量避免攝取油脂會比較好吧？」

事實上，**就算是在執行減肥計畫的人，還是必須要攝取脂質才可以。這是因為存在於人體中，數量約37兆個的細胞，都需要受到組成成分為脂質的「細胞膜」保護才行**。細胞膜能發揮把養分帶進細胞裡，並且排泄出細胞內代謝物的作用。而在缺少脂質的時候，細胞膜的機能就會下降，導致我們的皮膚變差，頭髮乾燥。

另外，在人類大腦中的固體成分，也約有65%為脂質。一旦缺乏的話，腦部就會出現鈍化的情形。而且脂質不足也是引起人們陷入憂鬱情緒，甚至罹患失智症的原因之一。

除此之外，脂質還和醣類並列為能提供人類活動所需的能量泉源。如果我們不攝取脂質的話，身體就很難好好地活動了。

正如前面的內容所述，脂質是我們維持生命不可或缺的營養之一。就算是在執行減肥的人，也得均衡攝取才行。當然對於想要瘦下來的人來說，選擇食用不容易使人發胖的油脂，則更為重要。

人類如果不攝取脂質就無法活下去

脂質會形成細胞膜

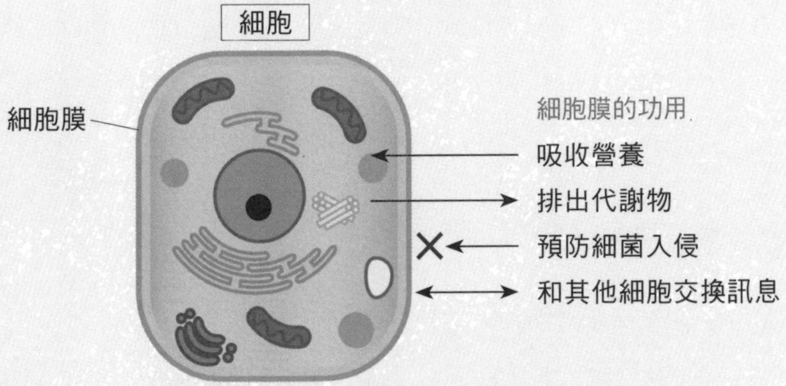

人體內細胞的「膜」由脂質構成。細胞膜能發揮把營養帶入細胞內，以及排出細胞代謝物的作用。如果人體缺乏脂質，細胞膜就會失去彈性，其所具備的功能也會下降。因此若想維持良好的細胞膜狀態，就需要攝取足夠的脂質。

脂質是人體不可或缺的能量

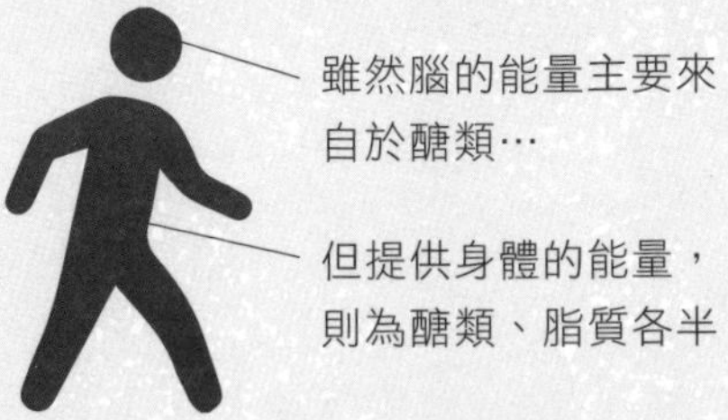

而且…

脂質的能量約為醣類的兩倍喔！

脂質和醣類都是人類活動時的能量來源。當人體內缺乏醣類的時候，脂質就會轉換為「酮體」這種物質，取代醣類為腦部提供能量。另外，在相同重量的情況下，脂質的卡路里約為醣類的兩倍，在提供能量的效率上相當優秀。

脂質是腦部的主要成分

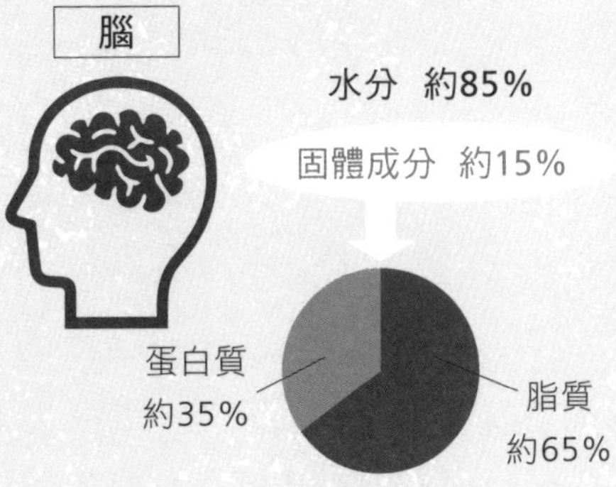

腦內成分大部分都是水，固體成分只佔了整體的15%左右。而構成人類腦部固體成分的主要物質為脂質，我們吃進肚裡的脂質，就是構成腦部極為重要的成分。如果人體缺乏脂質的話，會使得腦部功能低下，甚至可能引發情緒憂鬱或失智症。

09

每日所需的脂質攝取量是固定的嗎？

脂質攝取量的標準

從前面的內容我們已經知道，不攝取脂質的話人類是無法活下去的。**但要是攝取過多的話，脂質就會累積在人體內，造成體脂肪增加使我們變胖。因此如何適量的攝取脂質，就顯得格外重要。**

那麼應該攝取多少脂質才好呢？日本的厚生勞動省有制定出一個參考標準，依據年齡和性別的不同，每個人每日攝取的卡路里皆不同。其中從脂質所獲得的卡路里，約佔總量的20%～30%為合適範圍。舉例來說，如果一位成年男性每日攝取的標準熱量為2400卡～2800卡的話，則其中的480～840卡，可以從脂質中獲得。因為脂質1克約有9卡，透過倒算可以得到每日能攝取的脂質，在53～93克這個範圍之間。但因為每個人的身體活動量和體重不盡相同，因此所需的卡路里也不一樣，所以上述的數字範圍，頂多只能作為一個參考標準而已。

另外，**並非所有的脂質都像沙拉油或肉類的脂肪那樣，一眼就能讓人看出那是油脂。事實上許多食物中也富含油脂**，讀者們可以參考左頁所舉出的例子，只要注意其含量克數，就會意外發現原來這些食物實在是暗藏玄機啊！正因人們很容易在不知不覺中攝取過量的脂質，所以更需要提醒自己，注意別把太多的油給吃下肚才好。

從每日所需的卡路里來推算

每日所需的卡路里

成年男性…2400～2800卡
成年女性…2000～2400卡

※出自日本厚生勞動省《日本人的飲食攝取基準（2020年度版）》
※台灣國人每日卡路里計算，請參考衛福部國民健康署（右方QR Code）

建議的營養均衡比例

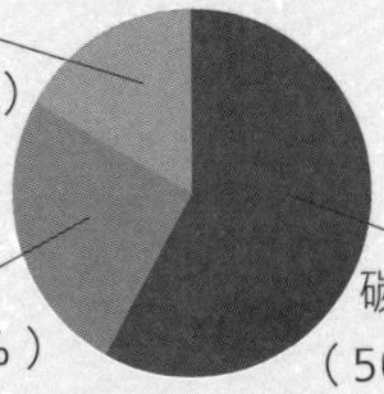

日本厚生勞動省依據年齡和性別的差異，公布了每日所需的卡路里攝取標準。有關成年男女的標準數值如左上表所示。另該部門還建議，卡路里總數的20%～30%可由脂質中獲得，如果以此推算的話，就能得到如左邊的每日攝取脂質量。

每日需要的脂質量

成年男性…53～93克
成年女性…44～80克

我們可能會在不知不覺中攝取過多的脂質

常見的食物中，每100克所含的脂質量

牛角麵包
（26.8克）

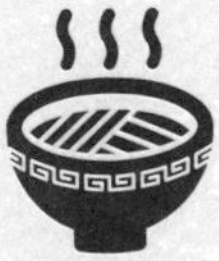
泡麵
（19.1克）

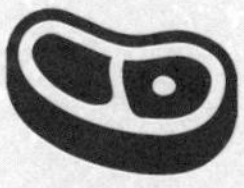
沙朗牛排
（47.5克）

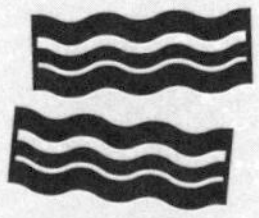
培根
（39.1克）

黑鮪魚生魚片（腹肉）
（27.5克）

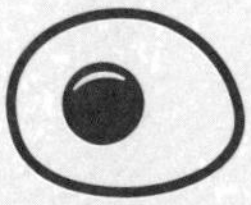
蛋黃
（33.5克）（一個蛋黃約6.7克）

生乳酪蛋糕
（28.0克）

洋芋片
（35.2克）

※數值為每樣食物每100克可食用部位含量。
出自文科省《日本食品標準成分表2015年版（七訂）》

許多食物裡都有脂質，吃了一份200克的沙朗牛排，就等於滿足了一天的脂質攝取量。日常生活中，我們應該刻意地減少脂質的攝取，例如要吃肉就吃肥肉較少的紅肉等。另外對洋芋片等零食也得提高警覺才行。

10

經常聽到的「Omega-3油」到底是什麼？

選擇油的時候，要注意是「Omega-○系」

關於油，各位讀者應該都聽說過「Omega-○」一詞吧。這是以脂肪酸中不飽和脂肪酸所呈現的特徵差異，所做出的類型區別。**就算是相同的不飽和脂肪酸，因分屬的「Omega-○」不同，對人體所發揮的作用也不一樣。**

基本上「Omega」可分為3、6、9三種類型。正如左頁圖示所做的說明那樣，從構造上就可分別看出彼此的特徵。而碳原子雙鍵的位置，決定了「Omega」的數字。

這裡要注意的是，**多元不飽和脂肪酸可分為「Omega-3」和「Omega-6」兩種類型**。雖然同屬多元不飽和脂肪酸，但兩者卻呈現出完全相反的作用。簡單來說，**Omega-3系的油能軟化細胞膜，但Omega-6系的油卻會使細胞膜變硬，如果人們太過「偏食」的話，細胞膜的均衡就會遭到破壞。**

話雖如此，市面上屬於Omega-6系的油在數量上，遠遠地超過Omegaa-3系的油類。一個不爭的事實是，現代人的飲食生活，可以說呈現出對Omegaa-6系的油一面倒的狀態。不過，像「魚油」和「紫蘇油」等少數能攝取到Omegaa-3系的油類，近年來因人們注重健康的風潮與意識，也開始漸漸受到世人注目。

另外，Omegaa-9系算是一種中立的油，雖然它不屬於必需脂肪酸（Essential fatty acid，縮寫為EFA），不用特別去攝取，但我們可以將其用做替代選項，以防自己食用過量的Omegaa-6系油類。

Omega-3系、Omega-6系、Omega-9系的差異

Omega-3系（α-亞麻酸（多元不飽和脂肪酸））

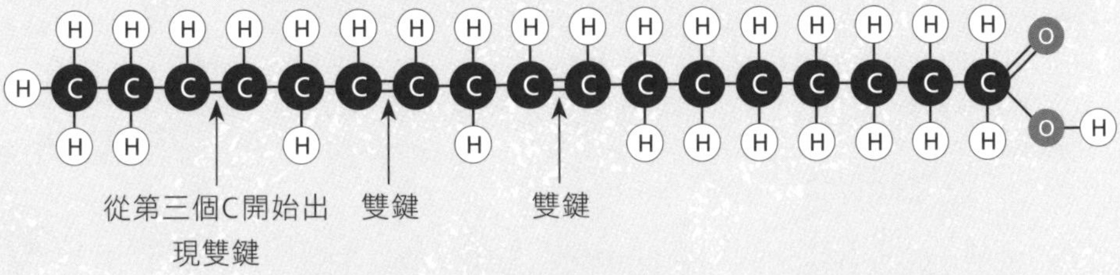

Omega-6系（亞油酸（多元不飽和脂肪酸））

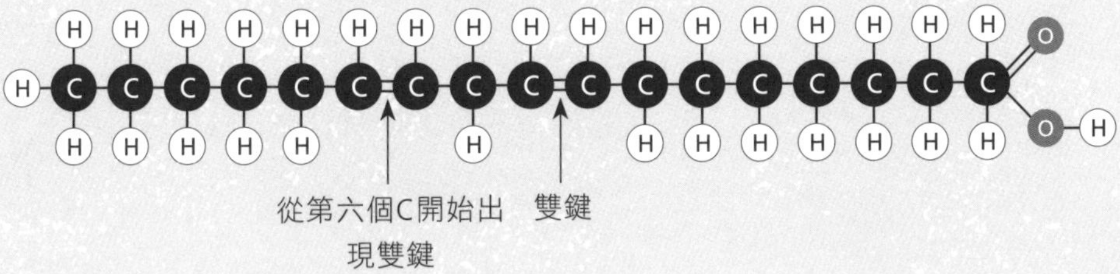

Omega-9系（油酸（單元不飽和脂肪酸））

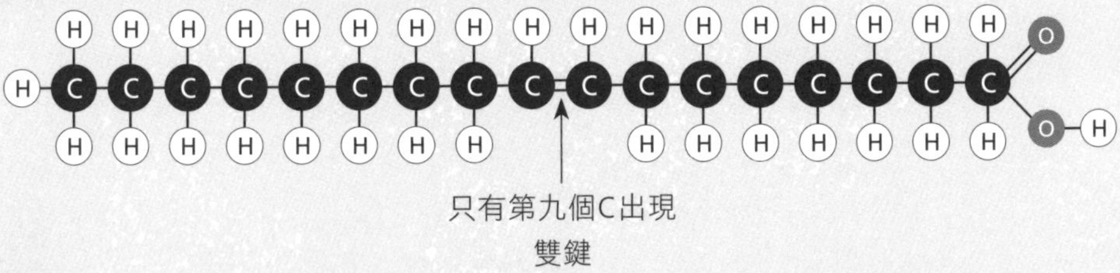

C＝碳原子　O＝氧原子　H＝氫原子

本書在第十四頁已介紹過，不飽和脂肪酸會和部分碳原子形成雙鍵。從前面數來第三個碳原子開始出現雙鍵的稱為「Omega-3」，從前面數來第六個碳原子開始出現雙鍵的稱為「Omega-6」，而從前面數來，只有第九個碳原子出現雙鍵的稱為「Omega-9」。其中同屬多元不飽和脂肪酸的Omega-3和Omega-6，雙方產生的作用完全不同，可以說處於競爭狀態。但對人們來說，重要的是如何均衡地攝取這兩種油。

Omega-3系和Omega-6系是競爭對手

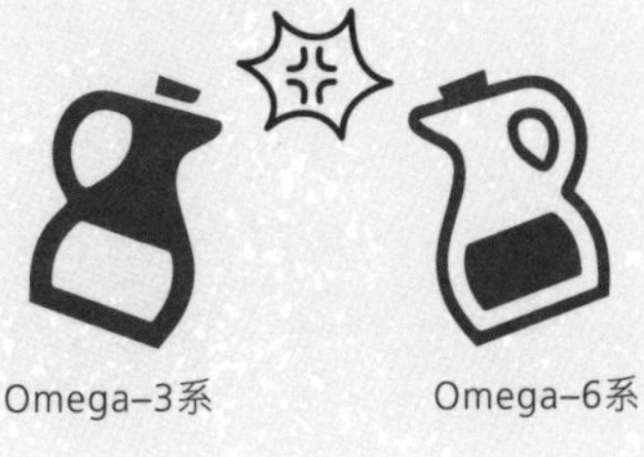

11

其實「Omega-〇」並不等於「油的種類」

油是由多種脂肪酸所構成的

這裡要注意的是，當我們**在敘述油的特徵時，「Omega-〇」雖然很重要，但它所指的不過是油成分中的「脂肪酸」而已，並不是油本身。**所有的脂質都是由不同的脂肪酸所構成，例如像「Omega-3百分之幾，Omega-6百分之幾」，這樣以不同的組成比例來表示。其中含Omega-3較多的，就稱為「Omega-3」系的油；而含Omega-6較多的，則稱為「Omega-6」系的油。

左頁圖示把主要的幾種脂質組成成分，羅列出來供讀者參考。以Omega-9系中最具代表的橄欖油為例，雖然在其成分中佔最多的是Omega-9，但其構成中也含有少量飽和脂肪酸和Omega-6。此外，雖然在常溫下為固態的牛脂，飽和脂肪酸佔了將近一半，但另一半卻是不飽和脂肪酸的Omega-9和Omega-6。

從前面這些資訊中大家應該不難看出，Omega-3有多麼稀少了吧。在許多脂質都不含Omega-3系的情況下，**以Omega-3為主要成分的紫蘇油，就顯得格外受到注目。**另外，雖然魚油中Omega-3的比例看起來並沒有那麼高，但因為其中富含Omega-3裡被視若珍寶的EPA和DHA，因此擁有比數字更為重要的存在意義。

最後希望大家能記住的是，脂質是由多種不同的「Omega-〇」所組成的，但其並不等於「油的種類」。

各種脂質中脂肪酸所佔的比例

橄欖油

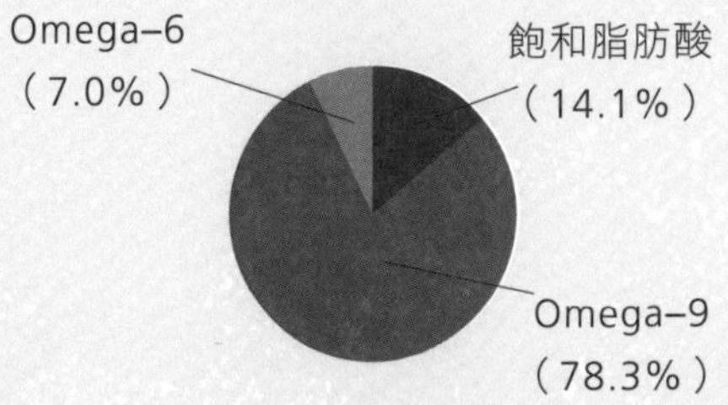

芝麻油

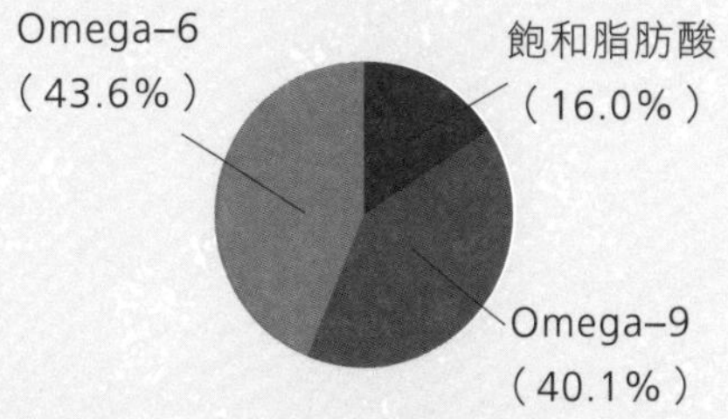

大豆油

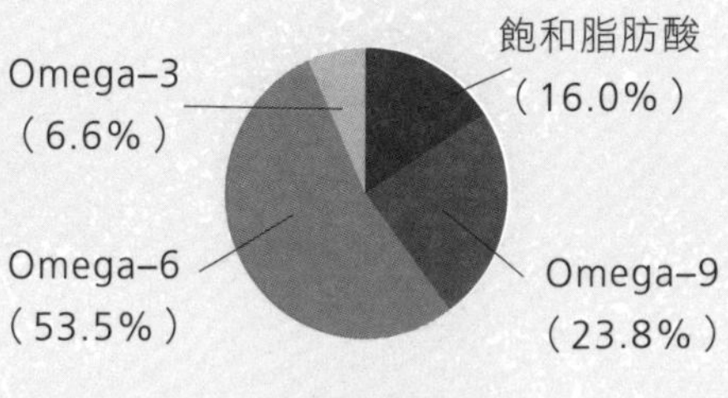

紫蘇油

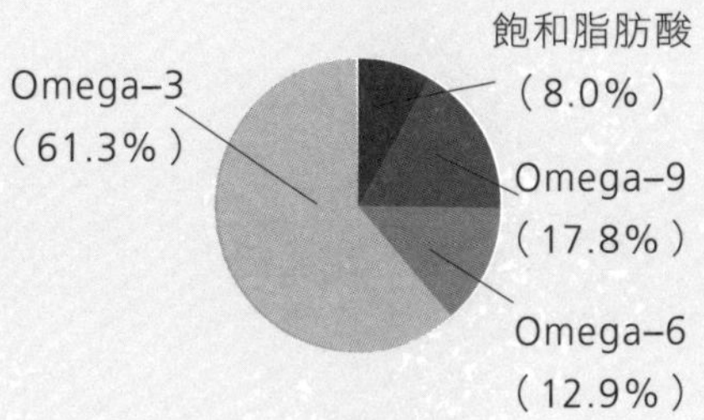

牛脂

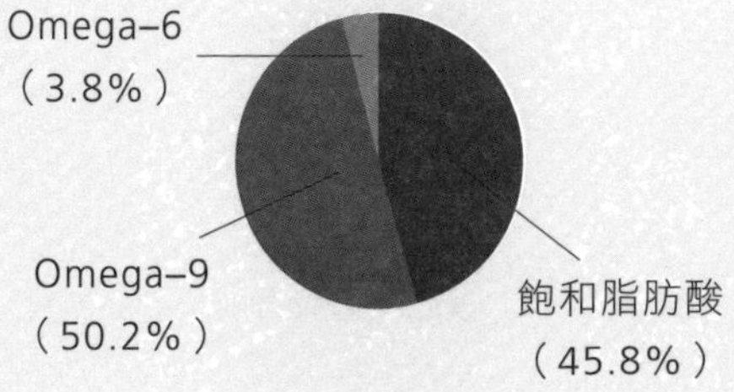

魚油(鹽漬鯖魚)

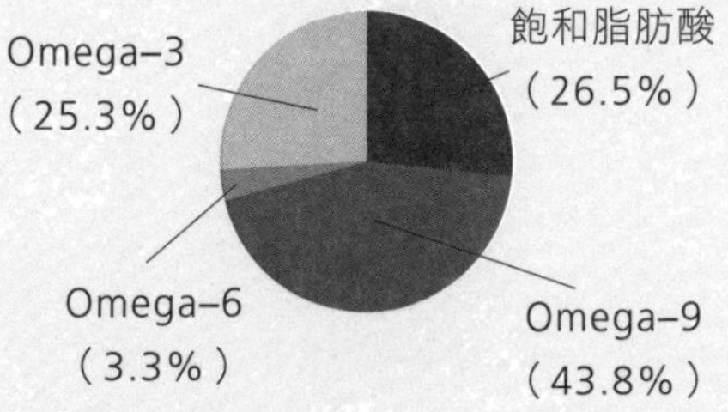

奶油(含鹽)

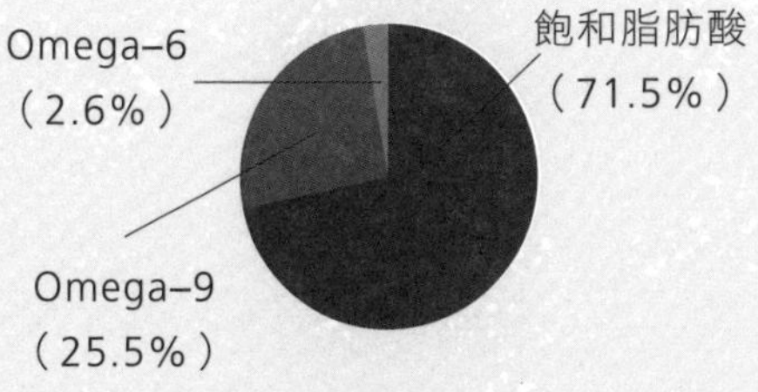

脂質是由不同的脂肪酸所構成。因此就算是「Omega-○」的油，當中也含有不同比例的它種脂肪酸，○所顯示的數字，僅表示主要的成分而已。整體來看，脂質中以Omega-3系的油最為稀少，因此富含Omega-3的紫蘇油和魚油格外受到注目。

※數值依據出自日本文部科學省《脂肪酸組成表》。因為採用四捨五入進位，因此有可能出現超過100%的情形。

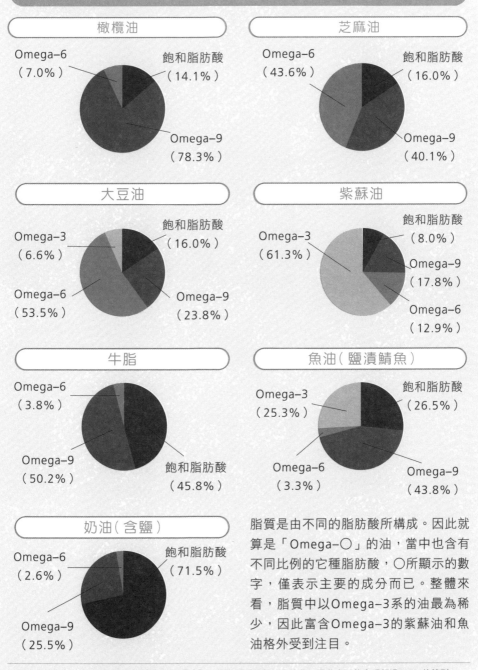

12

膽固醇真的這麼糟糕嗎？

其實膽固醇也是人體所需的一種脂質

膽固醇也是脂質家族中的一份子，**然而它在人們心中所留下的形象似乎並不好，但事實上膽固醇也是人類為了生存，不可或缺的一種脂質。**

膽固醇除了能形成細胞膜，還能促進脂肪和蛋白質的吸收，更是形成男、女性荷爾蒙的原料，能起到的作用相當多元。此外，每人每日所需的膽固醇量約在1～1.5克之間，其中約三分之二能由人體自行產出，剩下的三分之一，則需要透過飲食來補充。

因為膽固醇本身無法溶在血液裡，因此需要藉由LDL和HDL兩種「交通工具」，來將其運送到人體的各個部位。這些被運送的膽固醇，就是我們去做健康檢查時，經常會聽到的「LDL膽固醇」和「HDL膽固醇」。我們可以將LDL視為往身體各處出發，而HDL則是從全身各處回來的交通工具。

雖然有些人為兩者分別冠上「好」、「壞」的稱號，但實際上它們本來並無好、壞之分，是以一組的型態來發揮作用。**不論是LDL膽固醇過多，或者HDL膽固醇不足，都有可能引發動脈硬化的症狀，因此雙方都能正常發揮作用才是我們所樂見的。**膽固醇原本並不「壞」，重點是人們如何維持它在體內的均衡狀態。

什麼是膽固醇？

膽固醇的作用

形成細胞膜
分解脂肪和蛋白質，使其在腸內容易吸收
男、女性荷爾蒙的原料

人類生存上不可或缺的物質！

LDL膽固醇和HDL膽固醇

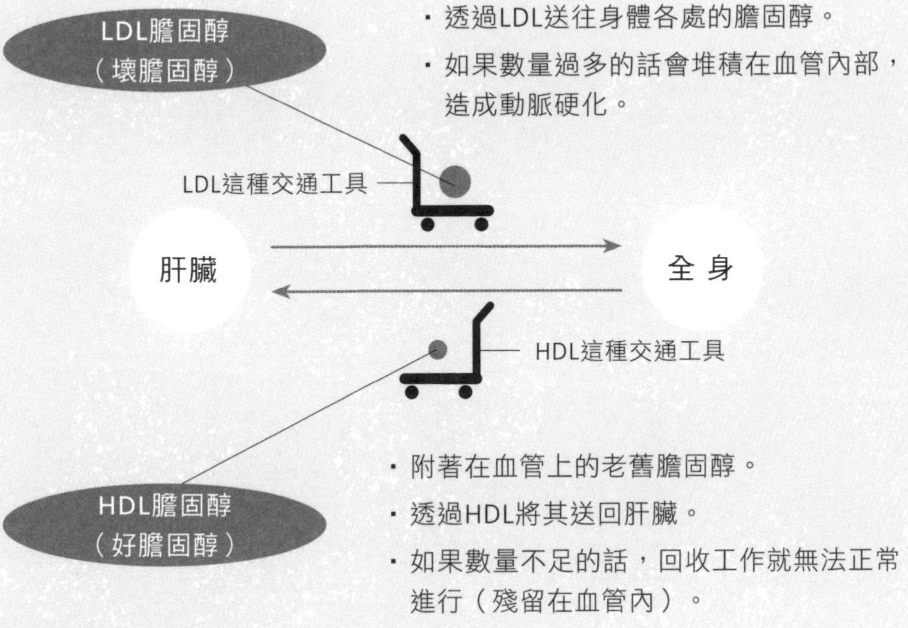
LDL膽固醇
（壞膽固醇）
・透過LDL送往身體各處的膽固醇。
・如果數量過多的話會堆積在血管內部，造成動脈硬化。
LDL這種交通工具
肝臟
全 身
HDL這種交通工具
・附著在血管上的老舊膽固醇。
・透過HDL將其送回肝臟。
・如果數量不足的話，回收工作就無法正常進行（殘留在血管內）。
HDL膽固醇
（好膽固醇）

關於膽固醇的重點整理

- LDL膽固醇和HDL膽固醇，兩者缺一不可。
- LDL過多或HDL不足都可能引發動脈硬化！因此須注意兩者之間的平衡。
- 總膽固醇（LDL加上HDL）的數值高一些也不要緊。

※LDL膽固醇：即低密度膽固醇，也被稱做「壞膽固醇」。

※HDL膽固醇：即高密度膽固醇，也被稱做「好膽固醇」。

13

「特級初榨橄欖油」和一般的橄欖油有什麼差別？

「特級初榨」意味著高品質

Omega-9系的油類中最具代表性的莫過於橄欖油。而在橄欖油中有部分被稱為特級初榨（extra virgin），這個名稱聽起來是不是讓人有特別高級的感覺呢？

如同左頁所介紹，一般來說橄欖油可分為「特級初榨橄欖油」和「橄欖油」兩種。兩者的原料都是橄欖的果實經過壓榨、過濾後，所得到的生油。而生油中品質特別出色的部分，才能稱為「特級初榨」。其餘的油接著經過脱氧、去味等精製手續後，則成為普通的橄欖油。特級初榨是高品質的油，鮮爽感和味道都很出色。

但無論是特級初榨或一般的橄欖油，所含的脂肪酸其實並無二致。如果只是從攝取脂質的角度來看，兩者之間並無明顯的差異。

值得一提的是，**國際標準對能稱得上特級初榨的橄欖油有嚴格的條件限制，然而在不同國家，對於橄欖油的管理與品質分級，也同時存在條件較國際寬鬆、符合國內的審核認定標準**。因此實際上，在國內消費者有可能買到未達國際標準，卻符合國內標準而放在貨架上販售的特級初榨橄欖油。如果讀者們想品嚐真正的特級初榨，請先確認該產品是否為符合國際標準的橄欖油後再購買。

橄欖油的種類

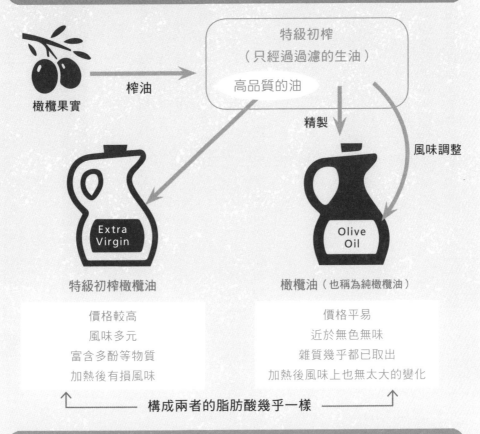

特級初榨橄欖油

- 價格較高
- 風味多元
- 富含多酚等物質
- 加熱後有損風味

橄欖油（也稱為純橄欖油）

- 價格平易
- 近於無色無味
- 雜質幾乎都已取出
- 加熱後風味上也無太大的變化

構成兩者的脂肪酸幾乎一樣

世界標準和日本標準的差異

符合世界標準（國際橄欖協會）的特級初榨橄欖油

・油酸值在0.8以下
・經專門的感官分析人員檢測通過

符合日本標準（JAS規格）的特級初榨橄欖油

・油酸值約在1.0以下

在判斷是否為特級初榨橄欖油時會用到油酸值這項數值，得到的數字代表油的氧化＝劣化的程度，而國際標準在此之上還會加上風味評鑑（Tasting）審查。因國內的標準並沒有這麼嚴格，因此市場上才會出現許多很難稱得上是「真正的」特級初榨橄欖油。

※台灣橄欖油標準依照CNS國家標準認證分級。

14

椰子油真的像宣傳所說的那麼好嗎？

雖然因中鏈脂肪酸而受到注目，但還是要注意攝取量

椰子經壓榨後所製成的椰子油，過去曾因適合減肥人士攝取，而蔚為一時的話題。

椰子油的其中一項特徵是，**它雖然是植物油，但卻是極少數在常溫下會凝固的「脂」**。椰子油在溫度25度以上就會開始融化，所以可以像奶油一樣塗在麵包上來食用。在椰子油的成分中，約有九成為飽和脂肪酸，而其最大的特色在於，「中鏈脂肪酸」佔了椰子油中脂肪酸的半數以上。

所謂的中鏈脂肪酸，是指碳原子的個數約只有8～12個，因其分子結構較短，所以易在人體內消化吸收，也可輕易轉化為能量來使用。正因如此，**主要成分以中鏈脂肪酸為主體的椰子油，才會因「這是不容易附著在人體內的油」而受到世人關注**。因為一般脂質中所含的脂肪酸幾乎為長鏈脂肪酸，所以當稀少的中鏈脂肪酸碰上椰子油，兩者雙強聯手後，才會獲得這麼高的人氣。

但雖然如此，**椰子油的成分中還是有不少在人體內容易凝固的飽和脂肪酸，而且有一半還屬於長鏈脂肪酸，因此攝取過量的話依然會造成體脂肪增加，導致身材走樣**。但如果是為了改善過於偏向Omega-6系油類的飲食型態，而改食用椰子油的話，則沒有這個問題。

椰子油的特徵

椰子油的特徵

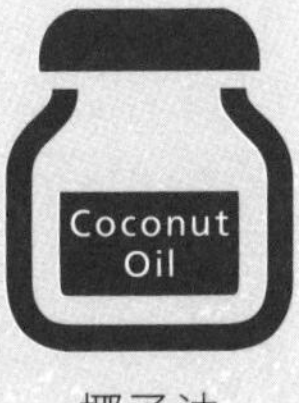

椰子油

椰子經壓榨後所製成的「脂」
常溫下為固體
25度以上會開始融化

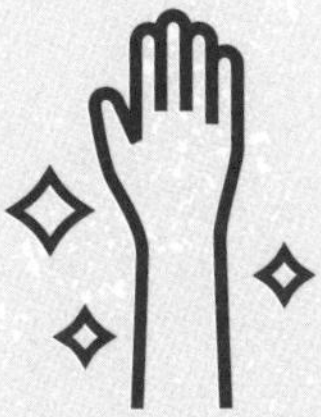

可以塗在皮膚上，具有美容霜的效果

椰子油中含豐富的中鏈脂肪酸

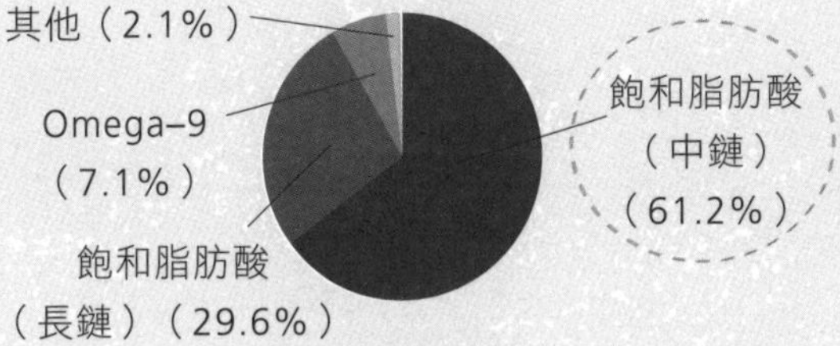

中鏈脂肪酸的特色

C（碳原子）的數量為8～12個
能夠迅速經消化後轉化為能量
不容易積累在體內＝不容易使人發胖

中鏈脂肪酸圖例 月桂酸（椰子油的主要成分）

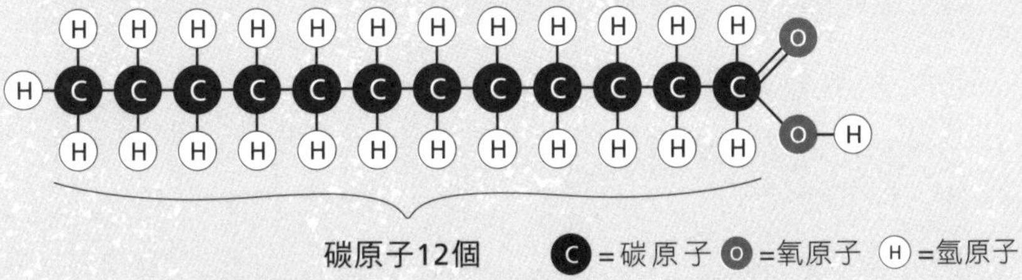

椰子油的主要成分為中鏈脂肪酸，而其中月桂酸又佔了半數以上。中鏈脂肪酸的特徵是碳原子的數量較少，能立刻被人體吸收，因此才會以「不容易附著在人體內的油」受到世人注目。然而，椰子油基本上是容易凝結在體內的「脂」，因此坊間的傳言也不能盡信。

使用椰子油的注意事項

- 椰子油是容易消化，又不容易使人發胖的脂質，但還是不能過量攝取。
- 如果擔心攝取過多Omega－6系的油，建議可以用椰子油來代換。

第 1 章總整理

脂質為三大營養素（產能營養素）之一，是人類為了生存不可或缺的物質。但儘管如此，我們千萬不能認為脂質只要有攝取就足夠了，因為脂質的種類繁多，為此我們應該好好地認識一下能決定脂質種類的「脂肪酸」這項成分，並且均衡攝取才是正確的飲食法則。

脂質可分為「油」和「脂」，
但兩者有什麼差別呢？

第10頁

決定脂質特徵的是
成分中的脂肪酸

第12、14頁

攝取脂質會使人變胖？
人會變胖的機制

第18、20頁

就算正在減肥也要攝取脂質，
但每天所需的量是多少呢？

第22、24頁

最近常常能聽到的「Omega-○」，
是選擇脂質時的重要參考

第26、28頁

第2章

油是讓人水噹噹

和維持健康的好幫手

15 如果飲食生活中完全去除油的話，結果會怎麼樣？

油是人類生存不可或缺的營養素

對在意自己身材或正在執行減肥的人來說，油（油脂）肯定是眼不見為淨、盡量避免的東西之一。因為不希望身上有多餘的脂肪，所以在日常的飲食中，會盡量避開油膩的食物，有不少人在吃炸的東西時，甚至還會把外面那層麵衣剝下來後才吃。但這種吃法難道就沒有問題嗎？

許多以健康為主題所製作的電視節目或雜誌經常會提到，**脂質是構成以及維持人類身體，不可或缺的「三大營養素」（產能營養素）之一**，關於這一點想必讀者們都已經耳熟能詳，在前一章也帶大家有了進一步的認識與了解。在眾多營養素中，蛋白質、醣類和脂質被稱為「三大營養素」，三者中只要有其中一樣過多或不足，都會使我們的健康狀況出現問題。**如果人們攝取過多的脂質，脂肪就會囤積在體內使人變胖。相反的，脂質如果不足的話，可能也會導致體力不夠、皮膚粗糙，甚至使內臟無法正常運作。**

有些人因為不希望變胖，所以想過著徹底與油絕緣的生活，然而油其實並不是減肥的宿敵，希望讀者們能記住。只要能依據年齡和性別，再配合每日平均的運動量，參考左頁圖表來攝取油脂，同樣可以使人們在享受美食之餘，打造一個健康的身體。

油是構成人體的三大營養素（產能營養素）之一

三大營養素

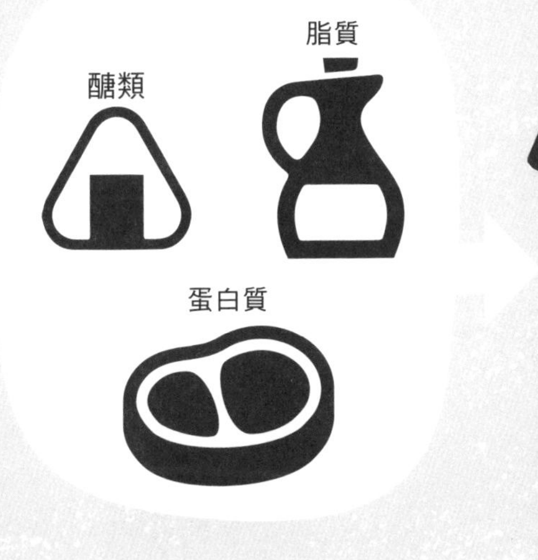

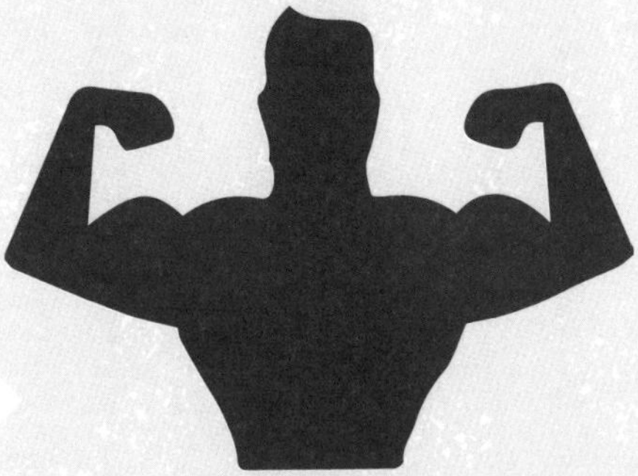

醣類、脂質、蛋白質是人類維持生命不可或缺的重要營養素。只要其中一樣攝取過多或不足的話，都會使身體健康出現問題。

脂質（油）不足的話，身體會出現這些症狀

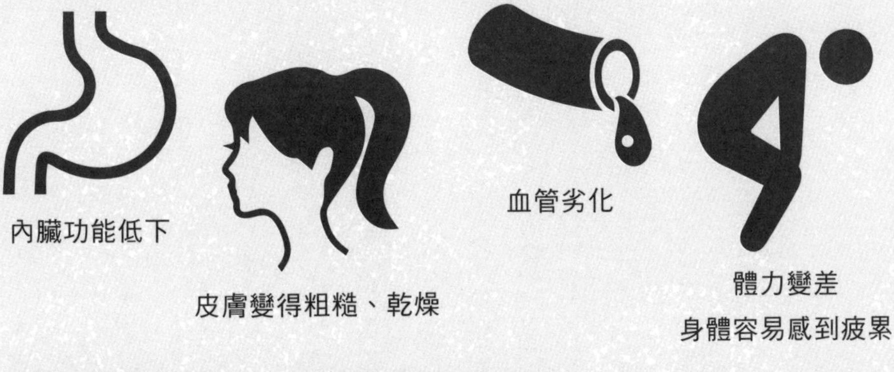

配合每日運動量所制定的脂質攝取標準（單位：克）

	多	普通	少
20歲・男	68～102	59～88	51～77
40歲・男	68～85	59～74	50～63
60歲・男	61～76	53～67	46～57

	多	普通	少
20歲・女	52～78	46～68	39～58
40歲・女	51～64	44～56	38～47
60歲・女	49～61	43～54	37～46

16

想要擁有美麗的肌膚，就要改變吃下肚的油

油的攝取如果不均衡的話，皮膚就會出問題

我們每天從食物中所攝取的油，和皮膚上出現的皺紋和粗糙程度，以至於頭髮的乾燥問題等，其實都有密切的關聯性。儘管事實明擺在眼前，也有不少數據報導指出，還是有不少人會覺得「這怎麼可能」，而不願意接受。

皮膚再生（Turn Over，形成新皮膚的循環）受到干擾，是困擾世界上眾多女性，造成皮膚問題發生的原因之一。皮膚表面覆蓋著一層皮脂，因其中含有較不容易被氧化的Omega-9系脂肪酸，所以也能預防水分的過度蒸發。皮膚內側的表皮部分，為了維持皮膚的潤澤，在角質細胞之間存在著神經醯胺（Ceramide）這種物質，而神經醯胺需要由Omega-6系脂肪酸中的亞油酸來形成。表皮細胞通過不間斷的皮膚再生來產生新的皮膚，另一方面舊的細胞則轉變為角質不斷剝落，像這樣細胞活性化的過程，則需要借助Omega-3系的脂肪酸來完成。

一旦細胞的代謝變差，皮膚再生就會出現問題，連帶的皮脂和表皮的水平衡也會受到影響，最後以皮膚上出現斑點、皺紋，或是皮膚變得鬆弛、粗糙等狀況的方式反應出來。因此，若想維持美麗又健康的肌膚，我們就得在Omega-3、Omega-6、Omega-9系脂肪酸之間取得平衡才行。而從一項根據老鼠進行的實驗結果可知，缺乏Omega-3系脂肪酸的話，皮膚就會缺乏潤澤，變成「乾燥肌」（Dry Skin）。

皮膚的構造和功用

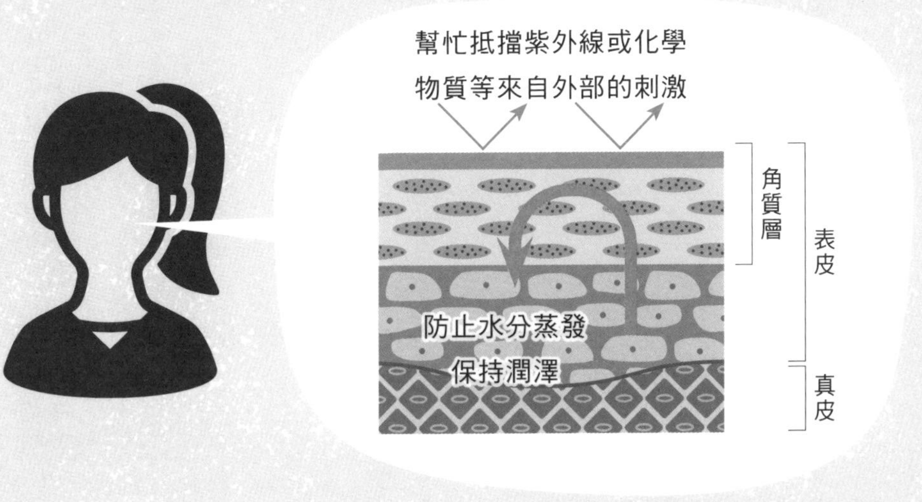

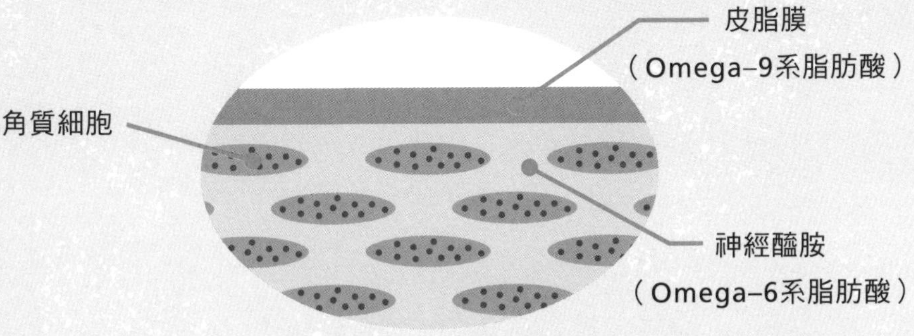

❶皮脂膜

覆蓋在皮膚表面的一層膜。透過皮脂分泌而形成具有油分的這層膜，可以預防皮膚內側的水分蒸發，以及紫外線等來自外部的刺激。

❷角質層

角質層由角質細胞不斷積累而形成，可以預防外部刺激對皮膚的深層所帶來的傷害。

❸角質層細胞間脂質（神經醯胺）

是一種存在於角質細胞空隙間的凝膠狀物質。具有維持皮膚潤澤和彈力的功用。如果缺乏角質層細胞間脂質的話，皮膚就會沒有彈性張力，出現皺紋。

17

讓人心情低落和焦躁的原因，可能與腦部缺油有關

六成的腦部由「油」所構成

近年來，罹患憂鬱症和失智症的患者越來越多，已經成為了不可忽視的社會問題。另外，雖然還沒嚴重到患病的程度，但容易因一些小事就焦躁不安，或感到強烈壓力的人也逐漸在增加中。**之所以會引發這些不安定的狀態，一般認為其中一個原因和「腦部缺油」有關。**

許多人或許不知道，人的腦部約有65%，是由「油」所構成的。唯有攝取腦部所需要的油，才能讓人腦正常地運作。然而在現代人的飲食習慣逐漸西化後，肉類及加工食品成為餐桌上的主角，這使得Omega-6系脂肪酸的攝取量急遽增加，而魚貝類中富含的Omega-3系脂肪酸攝取量，則不斷地在減少。腦部所需的油（脂肪酸），在其原來的平衡遭到破壞後，**腦就無法正常發揮作用，這就是引起人們精神不安以及情感障礙的原因之一。**

Omega-3系脂肪酸具有活性化人腦的功用。其中「DHA」這項成分，具有能軟化神經細胞的膜，以及維持腦部機能正常運作的效果。因此對罹患憂鬱症、失智症，或是心情容易低落、記憶力衰退以及難以維持注意力的人來說，建議可以在飲食中加入富含Omega-3系脂肪酸的青魚、紫蘇油和亞麻仁油，或者服用與之相關的營養補充品。

油不夠的話腦就會出問題？

人類的腦約有65%是「油」所構成的，因此油和大腦的運作有著密不可分的關係。當腦部缺油（尤其是Omega-3系脂肪酸）的時候，人就容易心情低落、感到強烈不安和壓力，甚至使自己無法做出正常的判斷。

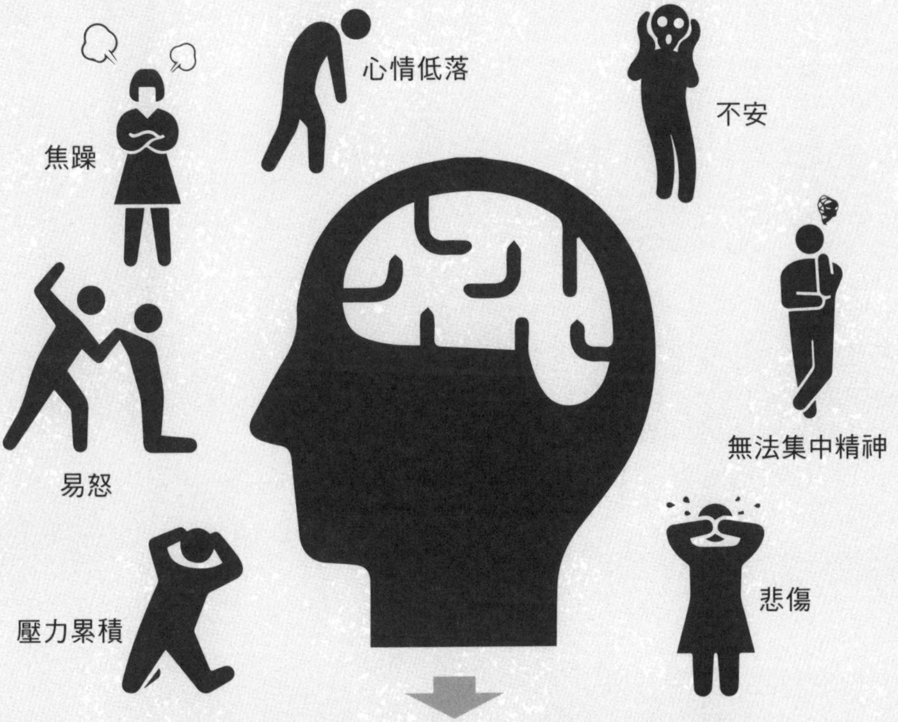

若因缺乏優質的油，而導致腦內脂肪酸失去平衡的話，

人就容易罹患憂鬱症或失智症。

Omega-3系脂肪酸能讓腦部充滿元氣！

青魚中富含的Omega-3系脂肪酸（特別是DHA）能活化腦部，起到保護腦神經細胞膜的作用。除此之外還能維持腦機能的正常運作，預防憂鬱症和失智症的發生。如果日常飲食中很難攝取到Omega-3系脂肪酸的話，也可服用相關的營養補充品。

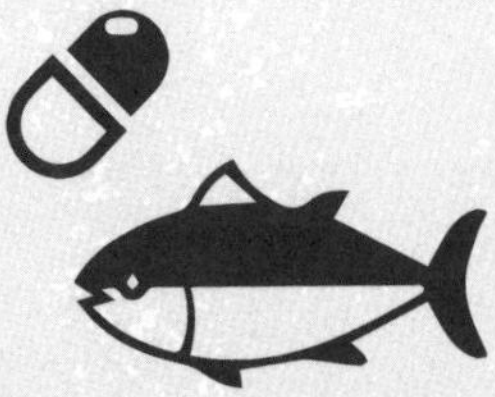

※日本人把背部顏色為青色的魚類，如秋刀魚、沙丁魚和鯖魚等，都稱之為「青魚」。

18

有過敏症狀的人，該攝取什麼油？

「油可以緩解花粉症的症狀」是真的嗎？

每年從春季到初夏這一段時間，許多日本人都會為「花粉症」所苦。近年來已有人發現，引起花粉症症狀的原因之一，竟然和「油」有著密切的關聯性。**其中富含「亞油酸」的油類，不但會加劇花粉症、異位性皮膚炎和氣喘等過敏性疾病的症狀，甚至還會加快過敏的反應，可以說對身體沒有任何益處。**

葡萄籽油和玉米油等沙拉油中含有許多亞油酸，過去在電視上，還曾出現過以「對身體好的油」為口號，來大力宣傳這些油中亞油酸含量的廣告。然而根據近年來的研究結果顯示，如果攝取過量的亞油酸，它們會在人體內形成大量的「花生四烯酸」，而目前我們已經清楚知道，花生四烯酸與過敏症狀的惡化脫離不了關係。除此之外還有報告指出，花生四烯酸會提高心肌梗塞等心臟病的發病風險，因此輿論中已對含有亞油酸的沙拉油提出警告。

另一方面，**研究者也發現了具有緩解過敏症狀效果的油類，它們是紫蘇油和亞麻仁油，亦即大家所熟知的「Omega-3系脂肪酸」**。藉由老鼠的實驗已經可以確認，這類油可以改善過敏性結膜炎的症狀，具有優異的抗炎症作用。或許在不久的將來，為過敏症狀所苦的人，就可以藉由攝取對的油來解決這些惱人的問題了。

亞油酸會使過敏症狀惡化

含有大量亞油酸的油

大豆油　　葡萄籽油　　玉米油

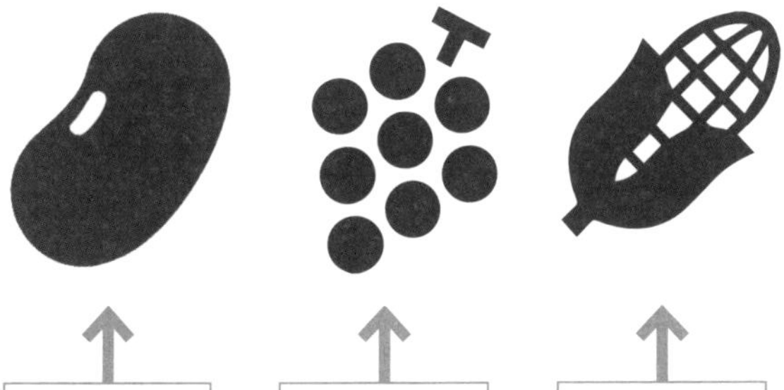

大豆油	葡萄籽油	玉米油
亞油酸 50%	亞油酸 63%	亞油酸 51%

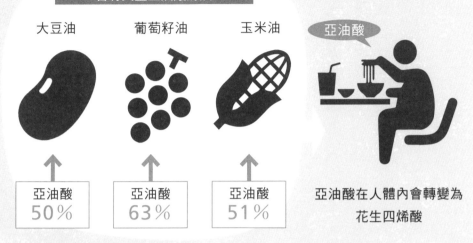

亞油酸在人體內會轉變為花生四烯酸

什麼是花生四烯酸？

花生四烯酸是一種不飽和脂肪酸，是以亞油酸為原料，可以在人體內合成的必需脂肪酸。花生四烯酸也存在於人腦中，主要能起到提高學習能力和認知功能的作用。然而一旦攝取過量的話，則會加劇花粉症或食物過敏的反應，有時還會出現誘發心肌梗塞、腦中風，甚至是癌症的風險。

亞油酸會使過敏症狀惡化

這項實驗中，針對因豚草（或稱豬草）產生過敏性結膜症的老鼠，提供含Omega–3系脂肪酸的食物後，可以從右方的圖表中看到，前列腺素D2和白三烯B4的數值都有減少，由此可知過敏性結膜症的狀況有所改善，Omega–3系脂肪酸確實能緩解症狀。

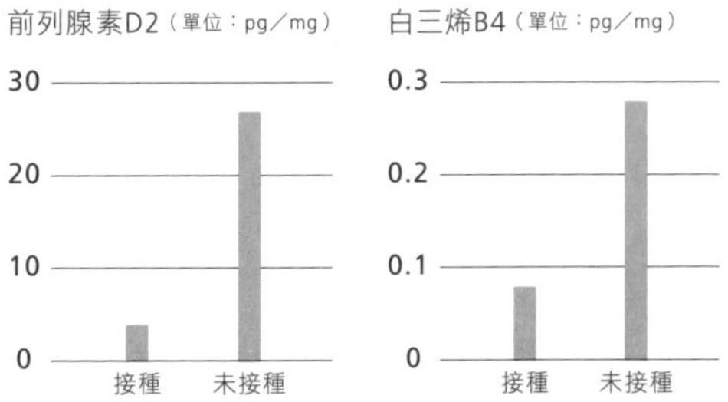

引用日本順天堂大學大學院醫學研究科，橫溝岳彥教授等研究團隊的實驗數據

19

「油」決定了小嬰兒的「腦力」

人腦在形成期時，需要Omega-3系脂肪酸

前面已經介紹過，Omega-3系脂肪酸不但能活化大腦，還具有改善情感障礙和精神不安的功能。除此之外，Omega-3系脂肪酸竟然對剛出生嬰兒的大腦，一樣會起到重要的作用。

小嬰兒的腦和大人一樣，約有65%由脂質所構成。當嬰兒還在媽媽的肚子裡，從懷孕後期開始到出生之後兩歲左右，這段期間裡腦部會開始快速地發展。**在「腦部成長期」中，如果能夠讓孩子持續攝取構成大腦的脂質，尤其是含有「能使人變聰明」的Omega-3系脂肪酸中的DHA，那麼將來孩子的「腦力」發展，就令人拭目以待了。**

除了DHA，維生素B群也能發揮提高「腦力」的作用。讀者們可以參考左頁所列舉出的，能夠促進「腦力」發展的不同營養素，來做適當攝取。

懷孕中或**正在哺乳中的母親，為了讓小嬰兒能獲得較多的DHA，自己也需要攝取比平常生活多出一倍的DHA才行。缺乏DHA不但會對小嬰兒帶來不好的影響，也會減弱母親的腦功能，所以懷孕的婦女務必要攝取足夠的DHA。**另外，在懷孕前期和產後經常會出現的孕吐和憂鬱症狀，也能透過攝取Omega-3系脂肪酸，來做預防或減輕這類症狀。假若目前肚子裡正懷有小寶寶的媽媽們，不妨可以即刻從檢視自己日常的飲食情況，開始著手進行調整。

能提高「腦力」的營養素

以下這幾種營養素，若和能夠幫助嬰兒腦部發育以及提高腦部功能的Omega–3系脂肪酸一起攝取的話，更能發揮活化腦部，提高「腦力」的作用喔。

維生素B1

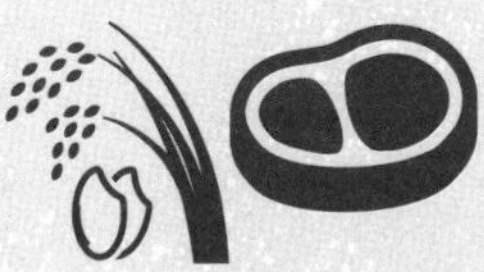

能提高記憶力和專注力，還具有幫助入睡的效果。糙米和豬肉中富含維生素B1。

維生素B6

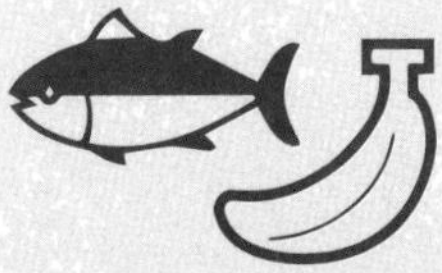

具有能合成神經傳遞物，以及緩和壓力的效果。食用鰹魚或鮪魚，可攝取到維生素B6。

維生素B12

能活化腦細胞，幫助神經傳達。可從蛤蜊等貝類或起司中獲得。

維生素C

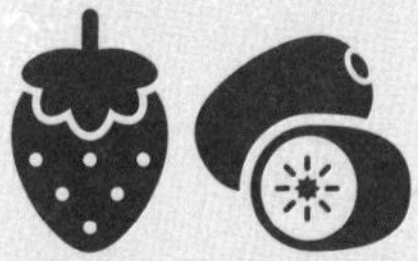

能提高人的記憶力和專注力。奇異果、草莓和柑橘類的水果中，有豐富的維生素C。

鋅

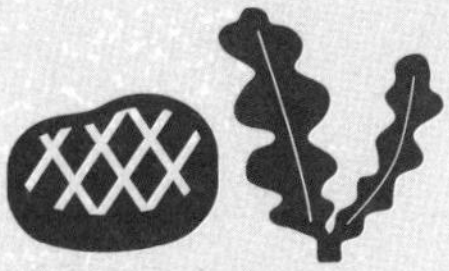

能促進腦部發展，增強記憶力。牛肉、牡蠣和海藻類中含有大量的鋅。

膽鹼

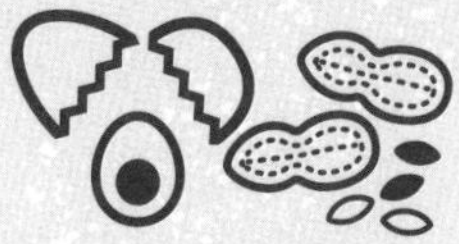

能提高人們的學習能力，增強記憶力。蛋黃、花生和大豆中都有膽鹼。

同場加映！能加強「腦力」的營養素

營養素	功能	相關食物
γ–氨基丁酸（GABA）	抑制腦部興奮、增強記憶力和專注力	番茄、蘆筍、馬鈴薯
肉鹼	腦部的抗氧化、活化腦部機能	羊肉、牛肉（紅肉）、牡蠣
牛磺酸	支援腦部的神經傳達	牡蠣、蛤蠣、鯖魚
菸鹼酸	增強記憶力和專注力	鮪魚（紅肉）、明太子、豬肉（肝）
泛酸	提高記憶力、舒緩壓力	雞肉（肝、雞胸肉）、乾香菇
鈣	抑制腦部興奮、安定精神	蝦米、羊棲菜、加工起司
鎂	使精神安定、合成神經傳遞物	石蓴、海帶芽、芝麻

20

雖然早已習慣它的存在，但別再買「沙拉油」了

平常在用的沙拉油，其實暗藏玄機

如果有人問，什麼是我們在日常生活中最常使用的油呢？想必很多人的答案都會是「沙拉油」吧。的確，沙拉油價格親民，料理時可以用來炒菜、炸食物，還能當作沾醬來使用，真可稱得上是萬能食用油啊！但這麼方便的沙拉油，其實有不少人並不知道，它是用什麼做成的。

在日本，「沙拉油」（Sarada Abura）指的是紅花油、葵花油以及棉籽油等，九種經日本農林規格（JAS）所規定的精製植物油（請參考左頁）。但因為名稱中有「沙拉」兩個字，所以容易在消費者心中自動形成一種「健康、對身體有益」的形象。但實際的情形是，在日本人還沒有習慣於生菜上淋上醬汁來食用的時代，因為這種油具有在低溫下也不會出現白濁和凝固的情形，所以才被稱為「沙拉油」。此外，將兩種油調和之後所製成的油稱為「調和沙拉油」，市場上又以大豆油和菜籽油混合之後的商品最為常見。

因為製作沙拉油所使用的穀物油中，含有許多Omega-6系脂肪酸中的亞油酸，所以從應該均衡攝取Omega-3系脂肪酸的角度來看，人們在日常生活中應盡量不要把沙拉油拿來當作食用油使用比較好。而且近來原料不明的商品，或是使用國外生產的基因改造原料所製造的沙拉油與日俱增，消費者在購買油的時候，一定得仔細確認過成分才好。

到底什麼是「沙拉油」？

沙拉油

或許有不少人看到「沙拉油」這個名稱，就會聯想到新鮮的「沙拉」吧。然而攤開其脂肪酸組成就會發現，其Omega–6系脂肪酸（亞油酸）的含量，遠遠超過Omega–3系脂肪酸（亞麻酸），如果攝取過量，可能會提高罹患「生活習慣病」的風險。就算要使用右邊羅列的這些原料所製成的油，也應盡量挑選Omega–6系脂肪酸較少，Omega–3系或Omega–9系脂肪酸（油酸）較多的油。

沙拉油的主要原料

- 油菜（種子）
- 棉籽
- 大豆
- 芝麻
- 紅花
- 向日葵
- 玉米
- 米（米糠）
- 落花生
- 葡萄籽

雖然同為「沙拉油」，但成分卻不一樣

以下為主要的植物油中脂肪酸含量佔比整理。不論哪一種類型，基本上Omega–6、9系脂肪酸都佔了近半數以上，而Omega–3系脂肪酸只有不到10%的佔比，可以説相當稀少。

主要植物油中的脂肪酸組成（參考值／單位：%）

	α–亞麻酸（Omega-3系）	亞麻酸（Omega-6系）	油酸（Omega-9系）	飽和脂肪酸	其他
紅花油	1	12	79	7	1
菜籽油	9	19	64	6	2
米油	1	35	43	19	2
葡萄籽油	1	63	16	10	10
玉米油	1	51	30	15	3
棉籽油	1	54	20	23	2
大豆油	7	50	25	15	3

危險　用來製作油的原料可能為基因改造作物

像菜籽油這類部分使用了海外進口原料所製作的油，因為在其原料中，可能有使用到基因改造作物的可能性，所以消費者在購買時需張大眼睛看仔細才行。如果在成分標示欄位或商品網頁上有標示，該商品為「基因改造不分別」*（遺伝子組み換え不分別）的話，就盡量不要選購。

※使用基改與非基改農產品混合為原料。

21

對身體有害的「反式脂肪酸」是什麼？

反式脂肪酸是「不自然的油脂」

各位是否有聽過「反式脂肪酸」這個名詞呢？如果是平日就有在關心食品安全的人，想必應該對它不陌生吧。這一節讓我們來談談有關「反式脂肪酸」的危險性。

不飽和脂肪酸可分為「順式脂肪酸」（Cis-fatty acids）和「反式脂肪酸」（Trans Fat）兩種類型。前者是天然的油，而後者有不少是經過某些加工後，所製造出來的人工油脂。問題就出在「某些加工」這個程序。在大部分的情形中，加工的過程指的是將常溫下為液態的植物油脂透過化學處理，使其固體化，進而不容易氧化（延長消費期限）。然而在加工的過程中，卻會產生出大量的反式脂肪酸。

含有大量經由人工製造出來的反式脂肪酸油脂中，又以人造奶油和起酥油（可用於製作甜點或調理用油脂）最具代表。因為兩者都是製作蛋糕和餅乾等需要烤製的甜點，以及需要油炸製成的零食所會用到的油，因此即便是在日常生活中會特別去注意飲食內容的人，也可能一不小心就攝取過量。進入人體內的反式脂肪酸主要會累積在心臟附近，因此會提高人們罹患心臟病和糖尿病等疾病的風險。目前美國已全面禁止在食品中使用反式脂肪酸，其他國家也應該注意反式脂肪酸的危險性才是。

不飽和脂肪酸可分為兩類

順式（cis）

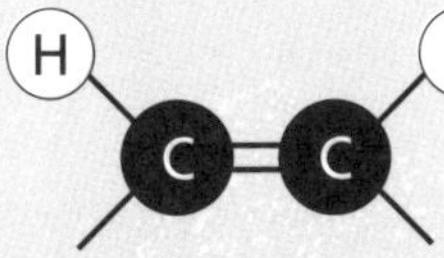

「順式」（cis）有同一側、這一邊的意思。以脂肪酸來說，就是氫原子（H）從兩側夾著碳原子的雙鍵，彼此處在同一側的狀態。天然的不飽和脂肪酸，大多屬於「順式」型。

反式（trans）

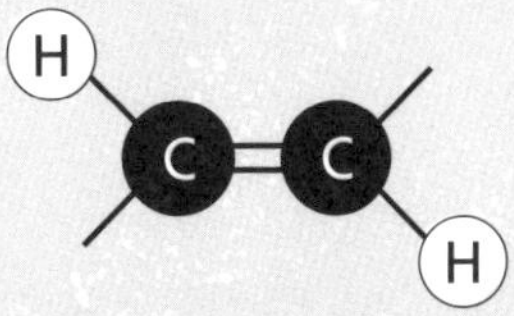

「反式」（trans）有對面、橫穿的意思。脂肪酸的構造中，在碳原子（C）的雙鍵兩側，都有氫原子（H）的狀態稱為「反式」。加工過的植物油和魚油大多屬於這種類型的油脂。

經過加工的油脂裡，含有大量反式脂肪酸！

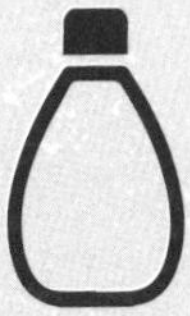

反式脂肪酸的含量（食品100克中的平均值和最大值）

食品名稱	平均（g）	最大（g）
起酥油	13.574	31.21
人造奶油	8.057	13.489
乳製品（鮮奶油）	3.017	12.47
奶油	1.951	2.21
餅乾	1.795	7.282
以玉米為原料的零食	1.715	12.652
食用調和油（菜籽油等）	1.395	2.78
美乃滋	1.237	1.652
豬油	0.92	1.09
加工起司等	0.826	1.459
蛋糕類食物	0.707	2.169
牛肉	0.521	1.445
以馬鈴薯為原料的零食	0.308	1.472
甜點麵包	0.204	0.336
吐司	0.163	0.27

參考出處：《食品中所含反式脂肪酸的評價基礎資料調查報告書》，日本食品分析中心

22 出現浮在水上的「脂肪便」，是因為攝取過多的油所造成的嗎？

除了吃進過的油之外，還有其他原因……

這一節要來談關於「便便」的話題。各位讀者是否有這種經驗，上完大號後發現糞便浮在水面上，而且黏著度還很高，在水面形成一層薄膜，讓你覺得「今天的便便好像和往常不一樣？」這種糞便**一般稱為「脂肪便」，也就是糞便中充滿脂肪的狀態**。除了上述情形之外，還有糞便的顏色較淡、偏白，以及氣味強烈等特徵。

但為什麼會從體內排出這種糞便呢？有些人或許會直接聯想到，可能是自己在飲食中攝取了過量的脂質，所以需要排泄出去吧，然而事情卻沒有這麼單純。如左頁所示，從飲食中所攝取的脂質，在人體內會分解為中性脂肪和磷脂，然後轉換為活動所需的能量供人體使用。**這個分解脂質的過程稱為「乳化」，然而要是乳化的過程不完整，分子就會因體型過大而無法被消化管道吸收，最後和糞便混在一起排泄出去**。

雖然有時會受到身心狀況不佳，而影響到吸收功能的運作，導致脂肪便的產生，但要是這種情形持續了好幾天，或者頻繁出現的話，或許就是某些疾病的徵兆了。**如果放著不管，可能會讓自己陷入營養不足的狀態，甚至從胰臟炎惡化到會危及生命的重症都有可能**。因此，不要以為「不過是個脂肪便而已」就鬆懈警戒，應該盡快到內科或消化科的門診去接受診療。

飲食中吃下肚的「脂質」會到哪裡去？

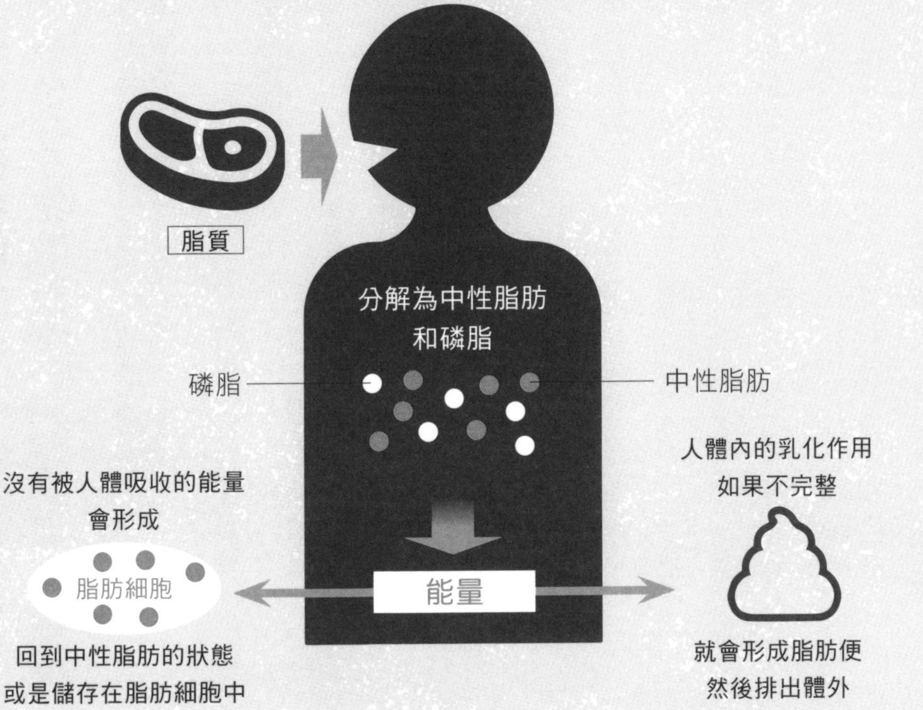
脂質
分解為中性脂肪
和磷脂
磷脂
中性脂肪
沒有被人體吸收的能量
會形成
脂肪細胞
回到中性脂肪的狀態
或是儲存在脂肪細胞中
能量
人體內的乳化作用
如果不完整
就會形成脂肪便
然後排出體外

「脂肪便」可能是某些疾病的徵兆

以下所列舉的幾種疾病，都可能會產生脂肪便。如果注意到脂肪便已經持續好幾天，或者出現次數相當頻繁的話，就要特別留意了，因為依據病情的進展，有些案例甚至會危及到個人的性命，因此盡快到醫院的內科或消化科接受診療才是正確的做法。

出現脂肪便時，可能和這些疾病有關

疾病名稱	主要症狀
吸收不良症候群	病症為消化、吸收脂肪等營養素的人體功能出現問題，這種情況持續一段時間後，會陷入營養不足的狀態。
慢性胰臟炎	胰臟發炎會破壞人體內的細胞，使其出現纖維化的現象。很多時候出現慢性胰臟炎和飲酒過量有關。
梨形鞭毛蟲病	人們如果把被蘭氏賈第鞭毛蟲汙染過的食物吃下肚，就會受到感染。梨形鞭毛蟲病經常可見於曾經造訪過病情流行國家的人或男同性戀者身上。

23

對餐廳裡的食物、小菜和加工食品中「Omega-6系」的油提高警覺

就算是必需脂肪酸也不能掉以輕心

Omega-3和Omega-6系脂肪酸，是人類維持身體健康所不可或缺的物質，所以也被稱作「必需脂肪酸」。**兩者都是形成細胞和組織所需要的原料，但因為人類體內無法自行生產，所以需要在每日的飲食中持續適量地加以攝取才行。**

但在最近數十年間，日本人的飲食習慣不斷西化，料理方式也以是否方便為優先考量，有日漸簡化的趨勢。原本餐桌上以魚和蔬菜為主食的「和食」，轉變為以肉類及加工食物為中心的「洋食」，食物的內容發生了巨大的改變，結果導致Omega-3系脂肪酸的攝取量逐漸減少，而Omega-6系脂肪酸的攝取量卻大幅增加的現象。當人們持續攝取超過人體所需的Omega-6系脂肪酸後，近年**日本人的體內出現了亞油酸過剩的情況，而這會直接導致心臟病和糖尿病發病機率的增加。**尤其是那些平日就經常外食，或是會購買市售已經調理好的小菜、便當、冷凍食物來吃的人，更應該提高警覺。

和自己烹煮的食物不同，食物工廠裡所使用的油，不論是種類、用量和品質，消費者都難以掌控，因此許多人很有可能在不知不覺中，就把大量的Omega-6系脂肪酸吃下肚而不自知。因為不想弄髒居家環境，所以選擇簡單方便的外食或加工食品，這種行為到頭來反而縮短了自己的壽命。

含多量Omega-6（亞油酸）的油

主要的植物油中亞油酸含量（每100g）

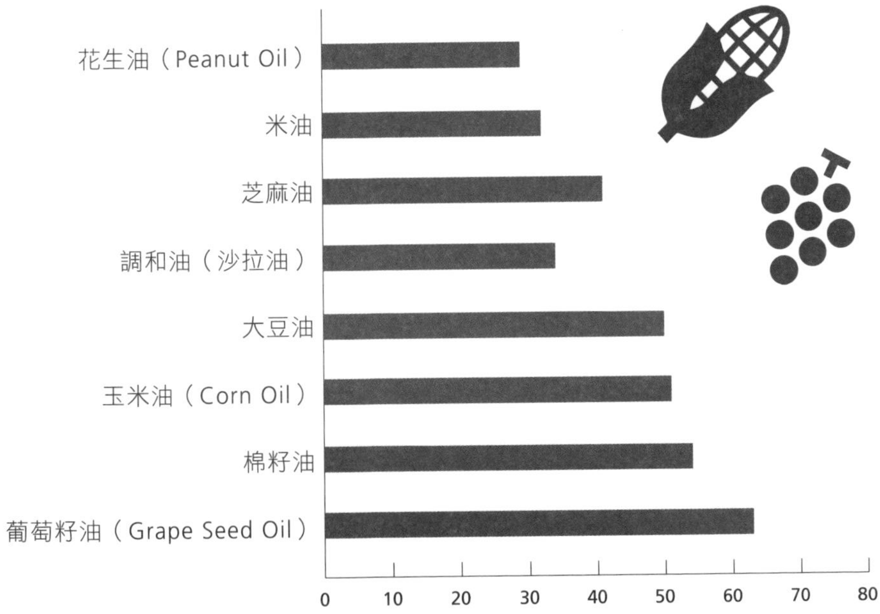

外食和便當裡都含有不少Omega-6系的油

日常生活就經常吃這些食物的人…

會在不知不覺中攝取過多的亞油酸，

增加罹患生活習慣病和心臟疾病的風險！

選擇食物時要注意 ～外食和便利商店篇～

外頭買的食物或便利商店裡的「速食食品」中，通常使用含有大量Omega–6系脂肪酸的油。而且因為這些食物中油脂含量較多，所以應該要注意，別讓自己吃太多。

常見外食和便利商店食品的脂質量

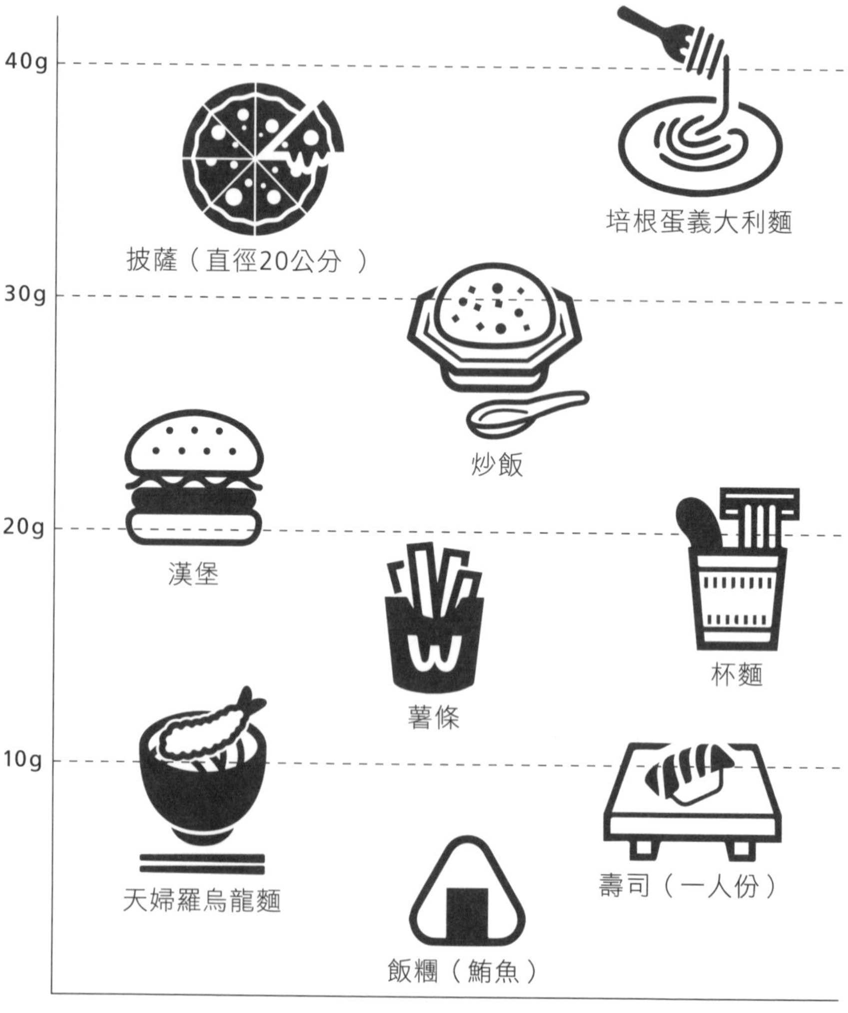

※日語中稱便利商店裡販售的速食食品為「Convenience Food」。

選擇食物時要注意～甜點和加工食品篇～

甜點和加工食品中同樣含有大量的脂質。雖然火腿、德式香腸和奶精等乍看之下脂質含量似乎不多，但因為這些食物在餐桌上經常可見，所以很容易在不知不覺中攝取過量。

常見甜點和加工食品的脂質量

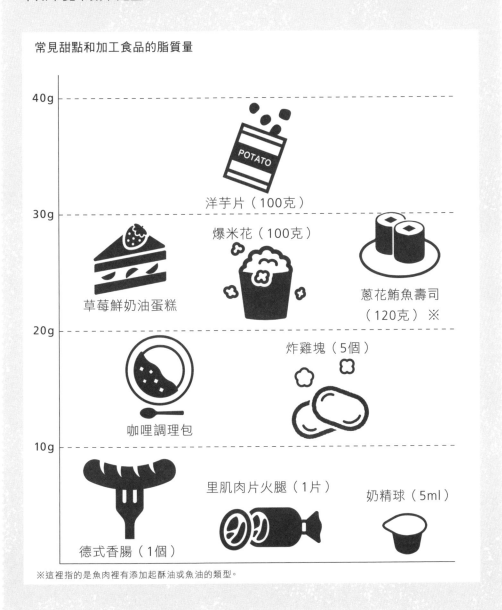

※這裡指的是魚肉裡有添加起酥油或魚油的類型。

24

為什麼「人造奶油」對身體不好？

「植物成分＝健康」只不過是種幻想而已

在剛烤好的熱呼呼吐司上塗抹人造奶油，這是會食用吐司的家庭，日常生活中能看到的再平凡不過景象。然而在這背後，其實隱藏了會威脅到家人健康的隱形危機。

人造奶油（Margarine）作為奶油（Butter）的替代品，已在日本社會中相當普及。由於口感滑順易於使用、價格親民加上又屬於「植物性」，為人造奶油的形象加分不少，不少消費者也是看中這些特點而加以選購。然而，實際情況正如本書第五十頁中所提及，**人造奶油中有非常多反式脂肪酸，是一種「不自然的油」。人們如果攝取過多的反式脂肪酸，心臟病和糖尿病等疾病的發病率就會增加，因此在美國及荷蘭等國家中，販售或在食物中添加人造奶油已受到禁止**。有人可能會有這樣的疑問：換成脂肪抹醬（Fat Spread）的話是不是就沒有這個問題呢？答案其實也是一樣的。所謂的脂肪抹醬，其實只是增加了水分，使口感能更加滑順的人造奶油而已。

最近市場上，**出現了以小孩為客群，添加了巧克力或水果風味、可以塗抹在吐司上來食用的加工鮮奶油，但這些東西說穿了，還是脂肪抹醬**。雖然這類產品便宜又好吃且實在難以抗拒，但消費者應該要知道，它們對身體健康是沒有任何益處的。為了守護家人的健康，還是少碰為妙。

奶油和人造奶油的差異

雖然奶油和人造奶油無論在外型或用途上都很接近，但在使用的原料和製作方法上卻截然不同。這裡加入讓人造奶油的口感更加柔順，使用上更為便利的脂肪抹醬，來比較一下三者的成分和特徵吧。

奶油和人造奶油類食品的脂肪酸比例

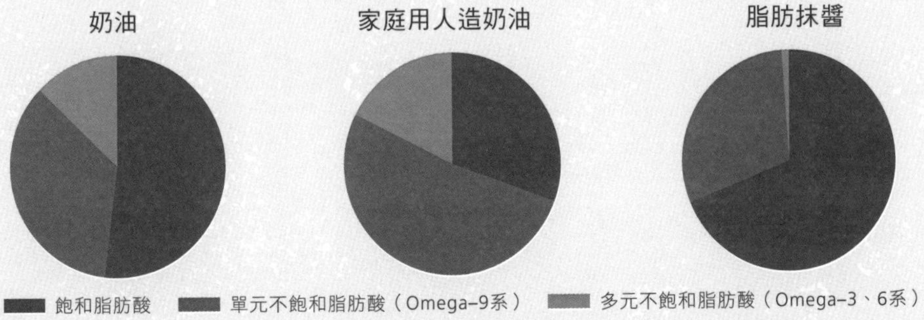

奶油和人造奶油類的特徵

奶油

原料

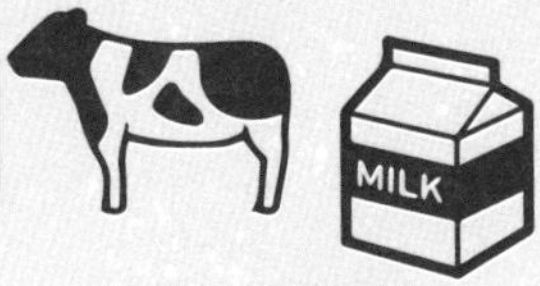

牛乳（乳脂肪）

特徵

- 常溫下較硬
- 價格稍高
- 具有乳製品特有的風味
- 容易氧化變質

人造奶油和脂肪抹醬

原料

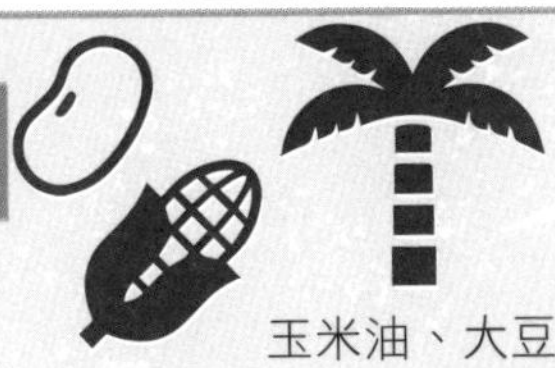

加入「氫」使其固體化

玉米油、大豆油、棕櫚油等

特徵

- 常溫下也保持柔軟滑順的狀態
- 價格親民
- 清爽但欠缺風味
- 不易氧化變質

危險　要注意人造奶油中的「反式脂肪酸」！

植物油為人造奶油的原料，雖然在常溫下成液體狀，但在經過「氫化」處理後，就能使其固體化，而正是這一道加工過程，會製造出大量對身體有害的反式脂肪酸。日常生活中經常食用人造奶油的人一定要特別留意，別讓自己把過多的反式脂肪酸給吃下肚。

25

使用回鍋油對人體有害嗎？

回鍋油會對消化器官造成不良的影響

不論是小朋友還是年長者，大概很少有人能拒絕油炸食物的誘惑吧。剛從油鍋裡炸好的酥脆炸天婦羅和豬排，實在是令人垂涎三尺。只要稍微注意用火安全，烹調這類食物其實並不難，相信有不少讀者們也會在家裡享受油炸料理的樂趣。但令人感到困擾的是，該如何處理那些做完料理後大量剩下來的油呢？**有些人會想，這些油只用了一次，如果就這麼丟掉豈不是太浪費了，所以會把它們留下來繼續使用。然而從食品安全的角度來看，其實並不推薦這種做法。**

已烹調過的油，因為在料理過程中經過加熱，且長時間與空氣接觸後會氧化，所以會變成「過氧化油脂」。雖然我們只要把油中的雜質去除，使用過的油即和使用之前的油看起來並沒有什麼兩樣，但前者其實已經劣化，如果把這種油吃下肚，可能會使消化道中的黏膜受到損傷，有時甚至可能成為導致動脈硬化的原因。消化器官、心臟和血壓有問題的人，尤其應該盡量避免食用回鍋油。

如果有讀者覺得丟掉只用了一次的油真的很浪費，不妨試試以下推薦的「煎炸」（揚げ焼き）這種烹調方式。**作法是在鍋中倒入高度約1～2公分左右少量的油，然後藉由不斷翻面來把食物「炸」熟，這種做法在料理後不但可減少要丟掉的油量，收拾起來也較輕鬆。**但要注意的是，這種烹調方法並不適用於料理不容易加熱弄熟的食材，或需要使用大量油來烹調的天婦羅等。

為什麼使用回鍋油對身體不好？

已經用於料理的油，因為受到熱和烹煮過程中食物產生的渣滓影響，加上長時間接觸空氣後會造成氧化，最後會轉變為對身體有害的「過氧化油脂」。隨著時間拉長，氧化過程會不斷進行，因此已經使用過的油，不建議再次拿來使用。

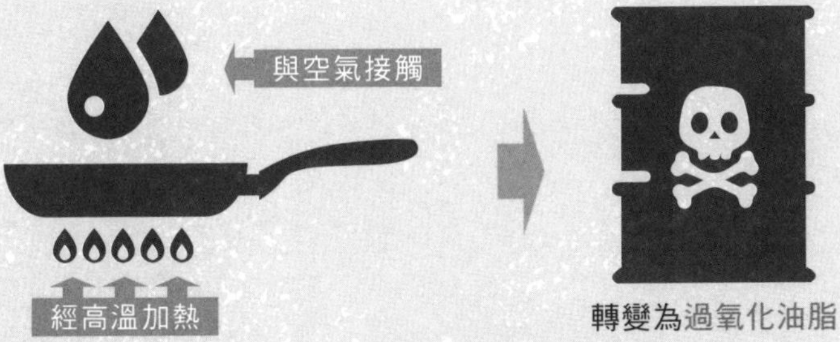

經過加熱和吸收氧氣，會產生過氧化物

持續食用過氧化油脂會出現哪些問題？

持續重複使用氧化過的油（過氧化油脂）來料理食物，會讓消化道的黏膜受損，引起腹痛、下痢和消化器官障礙等問題。此外還可能成為引發動脈硬化的原因，血壓和膽固醇的數字較高的人，尤其應該留意。

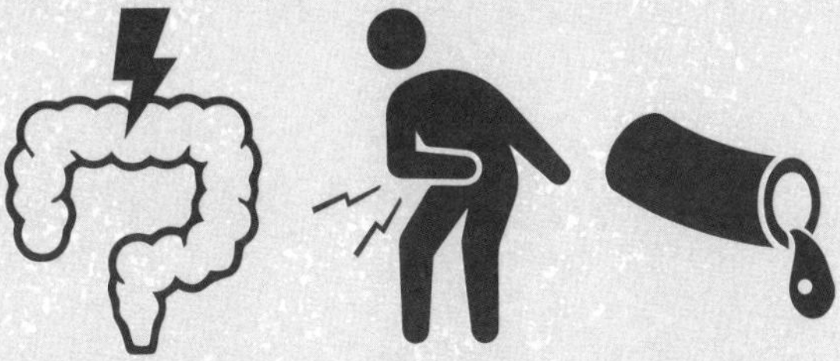

消化器官問題　腹瀉、下痢　動脈硬化

寫給「認為丟掉只使用了一次的油很浪費」的人

兼顧省錢和健康的「油再利用原則」

- 用濾紙或天然材質製成的布，來過濾使用過的油。
- 把用過的油倒入不鏽鋼或琺瑯材質容器中，存放在陰涼處。
- 在幾天內使用回鍋油，使用次數僅限一次！
- 如果覺得油的顏色和味道發生改變，請不要猶豫立刻丟掉。

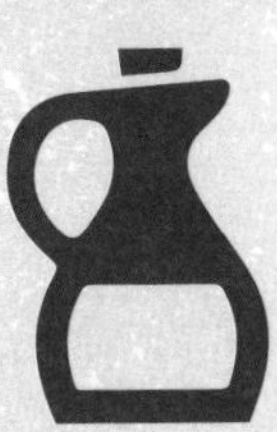

※揚げ焼き這種料理方式類似於煎的作法，只是所用的油量較油炸少，但比煎來的多。

26

人體內的脂肪酸平衡一旦遭到破壞，就會引發重大的疾病

脂肪酸平衡的重要性不可輕忽

日常生活中，我們在無意間吃下肚的食物或零食等，其實在製作過程中都使用了不同的油。其中又以沙拉油和人造奶油等，為最具代表性的植物性油脂。近年來，**因攝取過多植物性油脂中富含的Omega-6系脂肪酸，所造成的「脂肪酸平衡崩壞」，已成為損害人體健康的主要原因，並且受到各界注目**。

左頁的圖表為二〇一八時，日本人主要死因的統整資料。令人感到震驚的是，被稱為「三大生活習慣病」的心臟疾病、癌症和腦血管疾病等三項，竟然就佔了整體比例的一半。**而會引發「三大生活習慣病」的原因，其實和「脂肪酸平衡崩壞」有著密不可分的關聯性**。

對日本人來說，理想的脂肪酸攝取平衡：假設Omega-3系脂肪酸為「1」的話，Omega-6系脂肪酸約為「2～4」左右。然而現實的狀況卻是，Omega-6系脂肪酸的攝取量壓倒性地多過Omega-3系脂肪酸，甚至有報告指出兩者的比例可能懸殊到「1：20」。

雖然日本人受到飲食逐漸西化以及越來越少吃魚的影響，**導致Omega-3系脂肪酸的攝取不足，但使用含有Omega-6系脂肪酸的油所製成的食物過多，也是主要的原因之一**。在下一頁，會向各位讀者介紹如果脂肪酸平衡崩壞的話，人們可能會罹患哪些疾病，以及這些疾病的病徵和發生原因，還有發病之前的徵兆。

日本人的死因深受「油」的影響

下方的資料為2018年日本人的主要死因，以個數的多寡來排序所做出的圖表。其中數量較多的腦部、心臟疾病及惡性腫瘤（癌症）等，都和我們在日常生活中所攝取的油（脂肪酸平衡崩壞）有關。

主要死因的構成比例（2018年）

	死因	比例	人數		
			男性	女性	合計
1	惡性腫瘤	27.4%	218,605	154,942	373,547
2	心臟疾病（高血壓除外）	15.3%	98,027	110,183	208,210
3	衰老	15.3%	28,201	81,405	109,606
4	腦血管疾病	7.9%	52,385	55,780	108,165
5	肺炎	6.9%	52,149	42,505	94,654
6	意外事故	3.0%	23,653	17,560	41,213
7	誤嚥性肺炎	2.8%	21,654	16,808	38,462
8	腎衰竭	1.9%	13,230	12,850	26,080
9	血管性及原因不明的失智症	1.5%	7,378	13,148	20,526
10	自殺	1.5%	13,854	6,178	20,032
11	其他	23.6%	–	–	–

對日本人來說，什麼才是理想的脂肪酸（油）平衡呢？

日本厚生勞動省建議Omega–3系脂肪酸和Omega–6系脂肪酸的攝取比例為1比4。經常食用美乃滋、人造奶油和加工食品的人，需要特別注意自己的脂肪酸平衡。具體的攝取量和年齡以及性別的差異，請參照下表。

Omega–3、6系脂肪酸每日的飲食攝取標準量（單位：克）

	男性		女性	
	Omega–3	Omega–6	Omega–3	Omega–6
10歲	1.7	9	1.5	8
20歲	2	11	1.6	8
30歲	2.1	10	1.6	8
40歲	2.1	10	1.6	8
50歲	2.4	10	2	8
孕婦、哺乳期	–	–	1.8	9

然而實際的情況卻是

Omega–3　Omega–6

1比20

脂肪酸平衡崩壞會引發的恐怖疾病 ① 高血壓

如果持續攝取過量的Omega–6系脂肪酸，人體內的花生四烯酸就會增加，容易導致血管發炎。要是膽固醇附著在發炎的血管內壁上，會使血管壁變得又厚又硬，連帶的血管內徑也會變窄，使血液流動變慢，最後引發高血壓的症狀。

對日本人來說，怎麼樣才算是理想的脂肪酸（油）平衡？

當我們在量血壓時，較高的數值（收縮期血壓）稱為「上壓」（收縮壓），較低的數值稱為「下壓」（舒張壓）。一般來說「上130，下80」，或是較這個數字稍低一些，都算是在正常的血壓範圍內。平常血壓就偏高的人、曾患有狹心症、心肌梗塞或糖尿病的人，日常生活中有抽菸、喝酒習慣的人，體態有點發福的人，都應該注意要讓自己的血壓維持在「上140，下90」以下。

血壓值的分類（單位：mmHg）

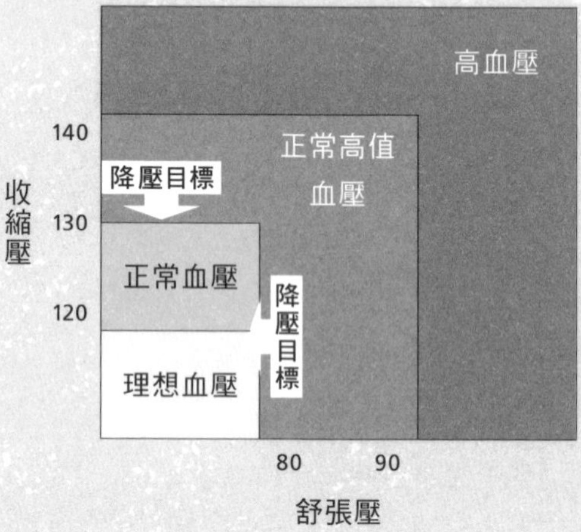

危險 高血壓是萬病之源

因為高血壓幾乎不會出現任何自覺症狀（Subjective Symptoms），所以也被稱作「沉默的殺手」。雖然患者有時會出現**頭痛、暈眩或肩膀疼痛**等症狀，但大部分的時間，都在不知不覺中持續惡化。如果罹患了慢性高血壓，就有可能引發腦中風、心肌梗塞和腎臟病，真可謂是「萬病之源」！因此在日常生活中，就應該養成定期測量血壓的習慣。

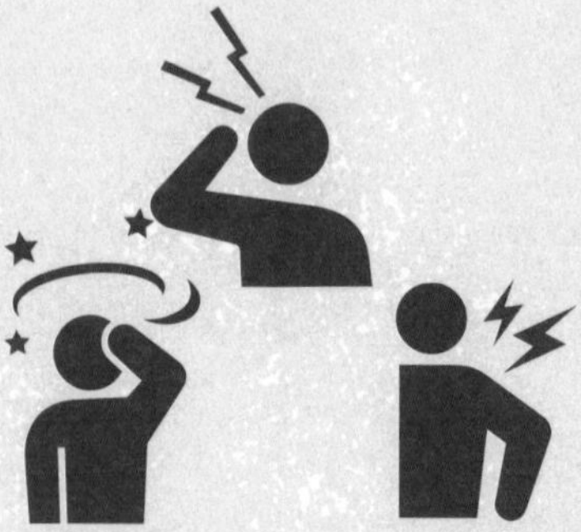

脂肪酸平衡崩壞會引發的恐怖疾病②**心臟病**

心臟病是位於右頁所介紹的高血壓和動脈硬化這條延長線上，最令人感到不安的疾病。其中又可列舉出以下這五種，以動脈硬化為主要原因的疾病。但只要我們能在日常的飲食生活中，多少注意油（脂肪酸）的均衡攝取，就有可能防範這些疾病於未然。

因動脈硬化所引發的主要心臟疾病

疾病名稱	主要症狀
狹心症	冠狀動脈的內徑變窄，血液流動變差。胸部會感到劇烈疼痛，出現被束縛住的壓迫感。
心肌梗塞	冠狀動脈堵塞，血液停止流往心臟。胸部會感受到非常劇烈的疼痛，胸口受到壓迫的感覺會持續三十分鐘以上。
主動脈瘤	主動脈上長瘤。雖然平常沒有任何症狀，但是當瘤破裂時就會大量出血，使人陷入休克的狀態。
主動脈剝離	主動脈往血液流動的方向破裂，會引發血管的膨脹、破裂以及血流障礙。胸部和背部還會隨之出現劇烈疼痛。
瓣膜性心臟病	心臟的瓣膜無法正常運作，是造成血液逆流和心臟衰竭發生的原因。會伴隨出現悸動、浮腫和呼吸困難等症狀。

心臟病也分「階段」

心臟病依據症狀的惡化程度，也有其對應的「心臟衰竭階段」。隨著病情加劇，當然對生命所造成的威脅也越大，人一旦過了四十歲，就應該接受定期身體檢查才好。

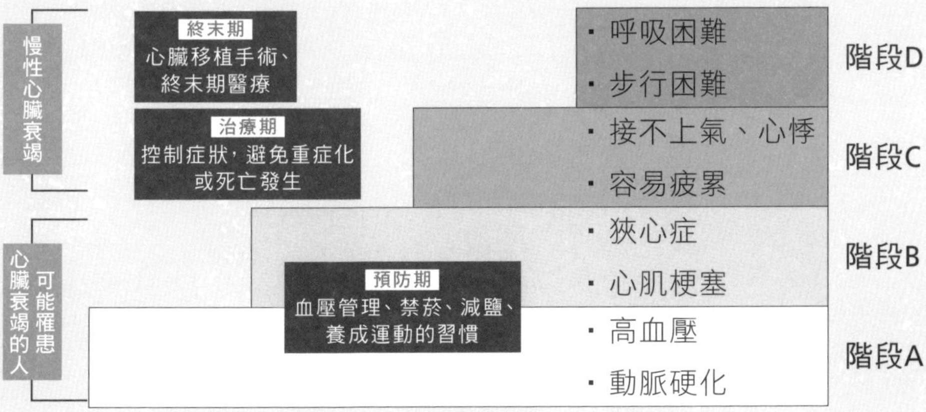

脂肪酸平衡崩壞會引發的恐怖疾病③**癌症(惡性腫瘤)**

1985年以後，日本國內的癌症罹患人數就呈現不斷增加的態勢。隨著生活方式日漸西化，人們的飲食習慣從原本以魚為核心的和食，轉變為以肉為主的洋食，這使得Omega-3系脂肪酸的攝取量逐漸減少，相反的Omega-6系脂肪酸攝取量卻逐漸增加，提高了人們罹患癌症的風險。雖然大量攝取Omega-3系脂肪酸未必就能降低癌症的發生，但其中所具有的抗發炎作用，也被認為具有防止癌細胞增生、轉移和復發的效果。

依人體部位劃分的主要癌症罹患人數（2016年）

	男性	女性	合計
胃	92,691	41,959	134,650
肺	83,790	41,634	125,424
結腸	56,016	48,883	104,899
乳房	–	94,848	94,848
前列腺	89,717	–	89,717
直腸	33,625	19,593	53,218
肝臟	28,480	14,274	42,754
胰臟	20,856	19,760	40,616
惡性淋巴瘤（淋巴癌）	18,295	15,945	34,240
子宮	–	28,076	28,076
膽囊、膽管	12,052	10,774	22,826
甲狀腺	4,772	14,035	18,807
卵巢	–	13,388	13,388
其他	96,706	55,270	151,976

資料出處：日本國立癌症研究中心 癌症對策資訊中心

危險 罹患大腸癌和乳癌的人口正在快速增加！

原本歐美人士經常罹患的大腸癌和乳癌，現在也大量發生在日本人身上。目前這兩種癌症的罹患人數和2000年時相比，大腸癌增加了約1.5倍，乳癌則增加了將近2倍左右。一般認為這種現象是因為受到日本人飲食生活西化，以及食物轉變為以肉類和加工食品為主所產生的影響所致。

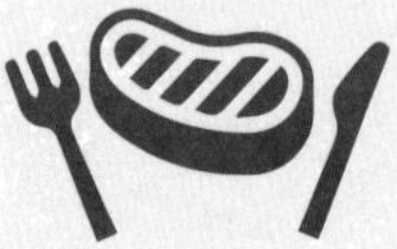

Omega-3系脂肪酸能降低罹患乳癌的風險嗎？

根據英國醫學雜誌《英國醫學期刊》（British Medical Journal）發表的文章表示，把攝取Omega-3系脂肪酸的量分為最多和最少兩個小組來做比較後發現，前者罹患乳癌的風險度，約比後者低14%。只要在一週內吃一到兩次青魚，即能達到有效預防乳癌的效果，是不是很容易實踐呢。

女性每天所需的Omega3系脂肪酸為1.6克

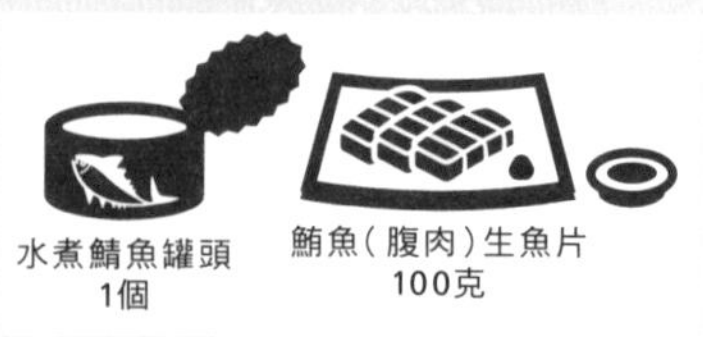

一週吃兩次就足夠了！

脂肪酸平衡崩壞會引發的恐怖疾病④憂鬱症

飲食習慣的逐漸西化，對日本人的臟器和大腦都產生了很大的影響。吃魚的機會減少之後，日本人腦內的Omega-3系脂肪酸陷入慢性缺乏的狀態。脂肪酸的組成失去平衡後，罹患憂鬱症這類情緒障礙或失智症的風險，也會隨之升高。

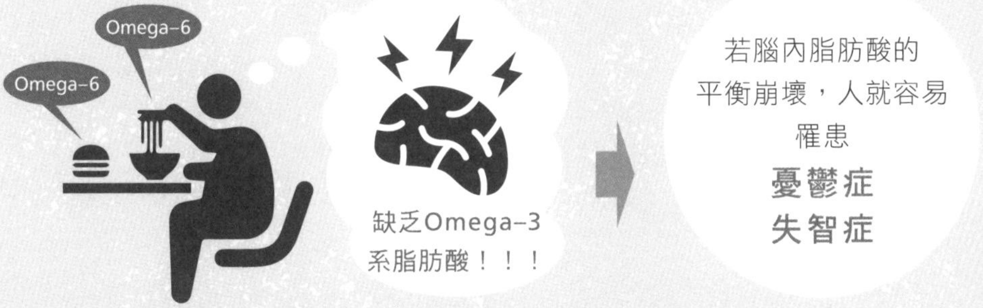

吃魚的習慣真能降低憂鬱症的發病率？

下面的資料雖然有點歷史，但從這張圖表中我們可以看到，每一位國民在一年之內的魚類消費量和罹患憂鬱症的人數，所呈現的比例關係。魚類消費量較高的日本，憂鬱症的盛行率和其他國家相比之下顯得特別低。由此可知，吃魚的習慣確實能降低人們罹患憂鬱症的風險。

魚類消費量對應到人口數的憂鬱症盛行率

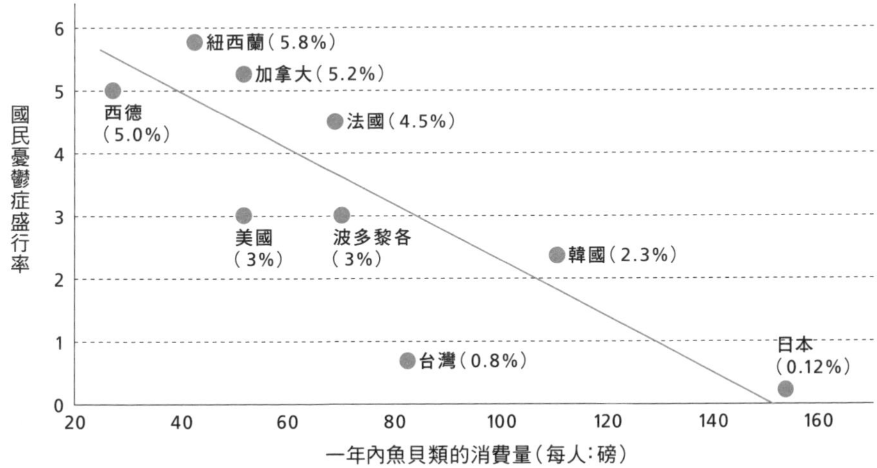

Hibbeln JR, Lancet, 351: 1213 (1998)

第 2 章 總 整 理

油不只能運用在烹調食物上，它還是組成、維持我們身體，讓我們能過健康生活的不可或缺物質。正因如此，去認識日常生活中我們吃進身體的油，或經常吃的食物在製作過程中會用到哪些油，對守護自己的健康這件事上，就顯得格外重要。

完全不攝取任何油類，
反而會傷害身體

第38頁

解決精神層面的問題或想要活化腦部，
都可以靠「油」來解決

第42、46頁

想要減緩花粉症等令人感到難受的過敏症狀，
可以試著攝取Omega–3系脂肪酸

第44頁

外食、便利商店的食物和加工食品中，
都含有對身體有害的油!?

第54、60頁

Omega–3和Omega–6系脂肪酸如果沒有取得平衡，
就會成為罹患生活習慣病的導火線

第62頁

第3章

透過每日的飲食
有效攝取油脂的方法

27

偏食只吃肉，身體不健康

和魚類相比，日本人越來越愛吃肉

肉類和魚類，各位讀者比較喜歡哪一種呢？是口感有嚼勁的肉類料理，還是健康形象鮮明的魚類料理？

肉類和魚類作為主食，都是我們再熟悉不過的食物，**但從脂質的觀點來看，兩者確實存在不小的差異。差別不只在從外觀上來看，肉是「脂」，魚是「油」如此而已，而是構成成分的脂肪酸，就存在著決定性的差異。**正如左頁所介紹的一樣，肉的「脂」中以飽和脂肪酸為主，而魚的「油」中，則含有與之等量的Omega-3系脂肪酸。如果從人們應該多攝取EPA和DHA等稀少的Omega-3系脂肪酸來看，吃魚確實比吃肉更健康。

日本人在過去是個吃魚多過吃肉的民族，但隨著近年來貿易自由化，現今的肉類價格便宜許多，人們吃肉的機會當然也增加不少。根據日本厚生勞動省公布的《國民健康營養調查》一書中表示，從二〇〇六年左右開始，日本肉類和魚貝類的消費數量即出現了逆轉。

近年來，日本人罹患生活習慣病和憂鬱症的人數，以及「情緒容易失控的孩子」都在不斷攀升。雖然目前仍無法斷言原因，但很有可能這些現象與DHA的攝取量不足脫離不了關係。或許從喜好魚類轉變為肉類飲食，確實對日本人的健康造成了不好的影響。

「肉的脂」和「魚的油」之間的差異

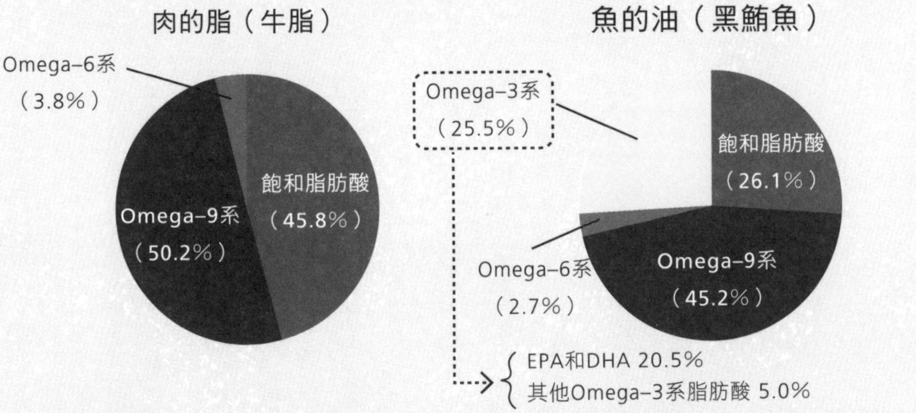

- 常溫下為固體＝容易使人發胖
- 以飽和脂肪酸和Omega–9系脂肪酸為主
- 可由其他種類的脂質來取代
- 幾乎無法攝取到Omega–3系脂肪酸

- 常溫下為液態＝不容易使人發胖
- 富含豐富的Omega–3系脂肪酸
- 具有珍稀的EPA和DHA（其他脂肪酸無法取代）

※資料引用自日本文部科學省「脂肪酸組成表」。四捨五入後，合計有可能出現超過100%的情形。

日本人變得喜歡吃肉勝過吃魚

國民每人每日魚貝類和肉類的攝取量

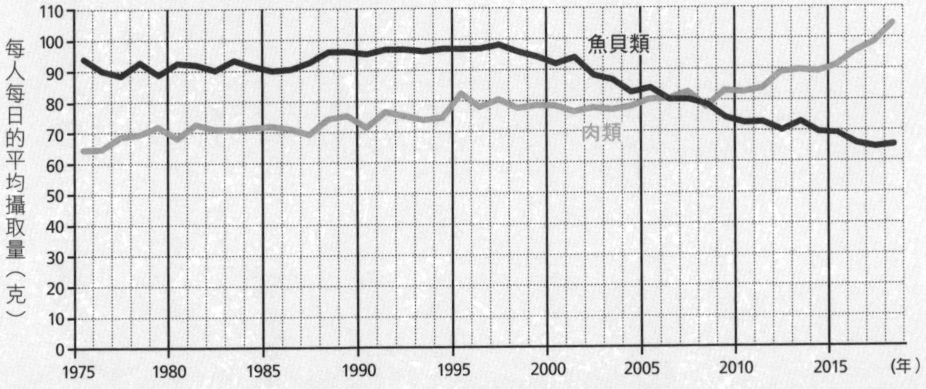

過去魚類出現在日本人的餐桌上，根本是天經地義的事。但隨著肉類消費量的逐漸增加，從2006年左右開始，肉和魚的消費量發生逆轉，目前日本人的飲食習慣已大幅偏向攝取肉類了。

※資料引用自厚生勞動省《國民健康營養調查》

28

肥肉對身體健康沒有益處

肉類的脂肪酸也會有攝取過量的問題嗎？

和含有Omega-3系不飽和脂肪酸的魚「油」相比，難道肉「脂」對健康就沒有益處嗎？

肉「脂」正如七十頁所介紹的那樣，飽和脂肪酸和Omega-9系脂肪酸幾乎各佔了一半，剩下少量的構成部分為Omega-6系脂肪酸。這些脂肪酸當然應該以一定的比例來攝取，而不能用「肉的脂對健康有害」來一竿子打翻一條船。

然而，**肉脂中所含的脂肪酸因為在其他脂質裡的含量也很豐富，所以容易出現攝取過量的情形，其中又以棕櫚油最具代表性**。參考左頁的圖表可以發現，棕櫚油和肉的「脂」在成分上極為相似。

或許有人會想「可是我並沒有攝取棕櫚油啊」，但事實上棕櫚油的應用廣泛，不論是泡麵或人工奶油，以至於其他各式加工食品的製作生產中，都會使用。**棕櫚油不論是在液體或固體的狀態都很容易加工，而且價格又便宜，在日本國內已是供給量第二名的植物性油。換句話說，經常吃加工食品的人，應該也把相對數量的棕櫚油給吃下肚了**。

在棕櫚油這種油已經普遍存在的情形下，食用肉「脂」的確有可能造成人們攝取過量飽和脂肪酸和Omega-9系脂肪酸的風險。因此若是從攝取脂質的目的性來看，肉的「脂」對身體健康並無益處可言。希望讀者們能記住「肉」和「魚」之間的差異，斟酌攝取。

肉類的脂肪酸可用其他油脂來代替

● 肉中所含的脂肪酸（脂肪酸在100克中所含的量）

食物名稱	飽和脂肪酸			單元不飽和脂肪酸	多元不飽和脂肪酸	
	棕櫚酸	硬脂酸	其他	Omega–9系	Omega–6系	Omega–3系
牛肉（肋眼排）	24.3	10.9	3.6	58.4	2.6	0.1
豬肉（里肌肉）	25.6	16.2	2.4	43.3	11.8	0.6
雞肉（雞腿肉）	25.9	6.7	1.2	51.9	13.6	0.7

主要成分相似

● 棕櫚油中所含的脂肪酸（脂肪酸在100克中所含的量）

食物名稱	飽和脂肪酸			單元不飽和脂肪酸	多元不飽和脂肪酸	
	棕櫚酸	硬脂酸	其他	Omega–9系	Omega–6系	Omega–3系
棕櫚油	44.0	4.4	2.3	39.5	9.7	0.2

※數據資料出自日本文部科學省「脂肪酸組成表」

肉類中，牛肉、豬肉和雞肉的組成內容雖然不同，但主要成分還是飽和脂肪酸中的棕櫚酸、硬脂酸，以及不飽和脂肪酸中的Omega–9系和Omega–6系脂肪酸。因這些成分也存在於棕櫚油等其他脂質中，所以是可以被取代的。

什麼是棕櫚油？

使用方便，可用於生產多種加工食品的油

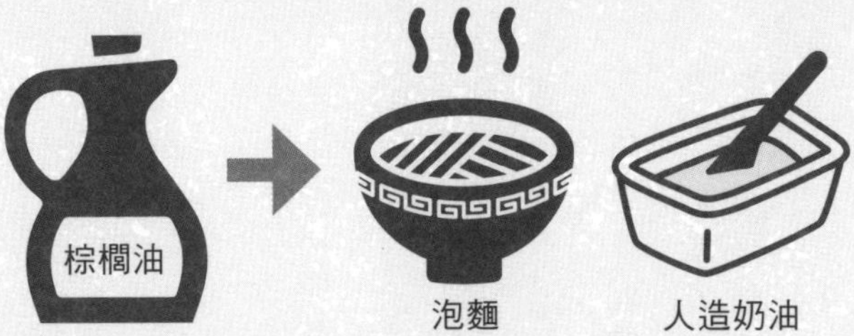

「棕櫚油」一詞雖然不常聽到，但它卻存在於多種加工食品之中，是日本國內供給量第二大的主要植物性油，許多人其實經常將其吃下肚。

日本國內植物油的供給量

油	供給量
菜籽油	約105萬公噸
棕櫚油	約78萬公噸
大豆油	約49萬公噸
米油	約10萬公噸

※數字為2019年的資料

29

如果要吃肉，選擇哪一種肉比較好？

要注意生長環境對肉類所造成的影響

從攝取脂質的角度來看，吃魚的確是優於吃肉。話雖如此，相信很多人還是難以抗拒肉類的美味誘惑吧。不管是牛肉、豬肉還是雞肉，世界上充斥著各式令人食指大動的肉品，飲食生活中要完全排除肉類，實在是難以做到啊！

事實上，**肉類是可以提供人類豐富蛋白質的代表性食物。蛋白質又可分為「動物性」（存在於肉類和魚類中）以及「植物性」（存在於大豆和菜豆等植物中）兩種。其中動物性蛋白質裡必需胺基酸的均衡性，較植物性蛋白質來得優異**。肉類中含有豐富的動物性蛋白質，雖然吃魚同樣也能攝取得到，但對於無肉不歡的人來說，因為不吃肉反而會造成心理壓力增加，結果卻危害到身體健康，這樣的情況也非樂見。

另外，**因養殖環境的不同，會造成肉的成分發生改變**，這是本書希望各位讀者們都能留意的一件事。以牛肉來說，用自然牧草飼育的牛隻，和以穀物飼料有效率地養大的牛隻，這兩種牛肉在組成上就會出現差異。後者價格便宜，大量佔據了主流的市場，與前者相比，後者含有較多Omega-6系脂肪酸。因此消費者在選購、食用肉品或者是牛肉時，也應該注意到存在這樣的差異。

肉類是含有豐富蛋白質的食物

動物性蛋白質

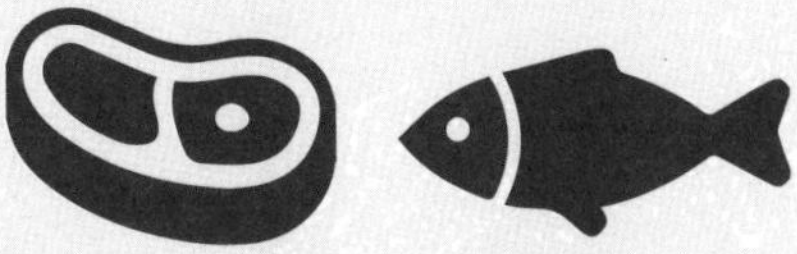

肉類、魚類等

- 能均衡攝取到必需胺基酸
- 蛋白質成分較多
- 因肉類中所含的脂肪較多，所以卡路里較高

植物性蛋白質

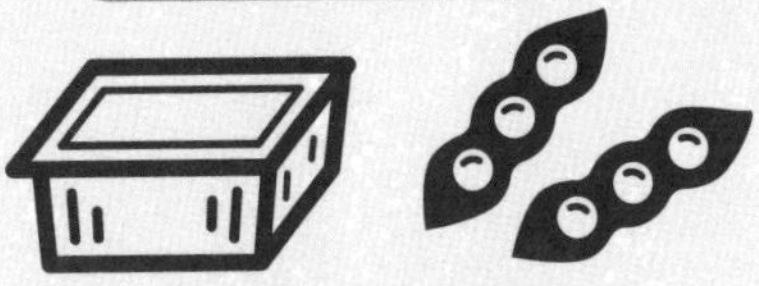

豆腐、菜豆等

- 部分必需胺基酸含量較少
- 蛋白質成分較少
- 幾乎不含脂質，卡路里較低

蛋白質可分為動物性和植物性兩種，食用動物性蛋白質，可使人獲取均衡的必需胺基酸。從含有豐富的動物性蛋白質這點來看，肉類是優良的食物。

「grass–fed beef」是比「glen–fed beef」更佳的選擇

glen–fed beef

使用玉米等穀物，有效率地飼養牛隻

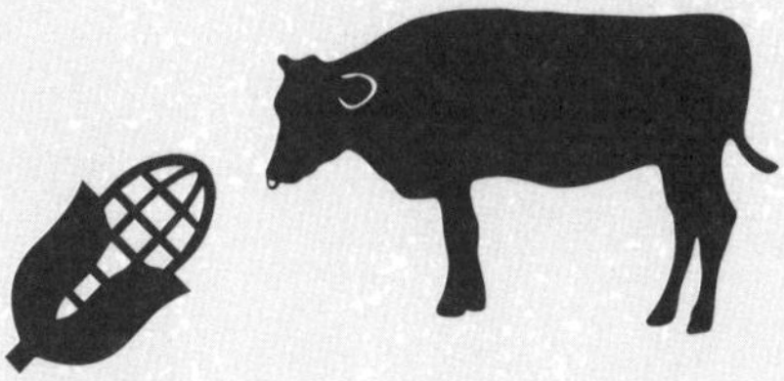

- 能夠達成低成本及大量生產目的
- 含有較多Omega–6系脂肪酸

grass–fed beef

用牧草飼養牛隻

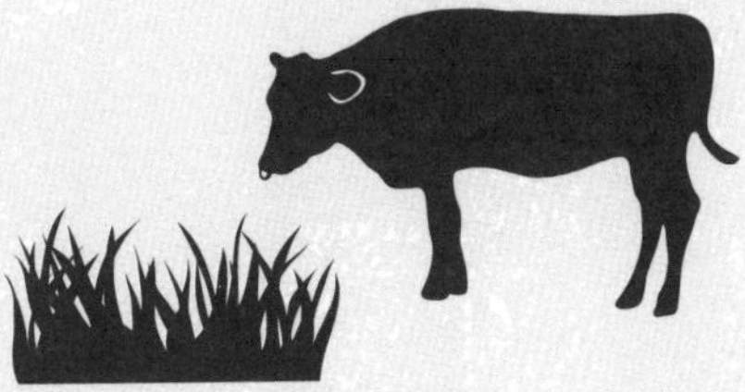

- 付出的勞力和成本較高
- 牛肉中的脂肪酸較為均衡

雖然同樣是牛肉，但以穀物為飼料和以牧草為飼料所養大的牛隻，兩者肉中的成分卻不盡相同。前者雖然價格較低，但缺點是肉中含有較多Omega–6系脂肪酸。

30

能攝取到Omega−3系脂肪酸的「紫蘇油」

紫蘇油是飲食以肉類為主的人不可或缺的油

如果一個人的飲食偏重肉類而非魚類，想當然肯定會攝取較多的脂質。雖然吃肉的確能獲取蛋白質，但如果不吃魚的話，Omega−3系脂肪酸的攝取量絕對不夠。根據日本厚生勞動省所制定的標準，必需脂肪酸中Omega−3系和Omega−6系的比例為1比2∼4是理想數值，但現代日本人卻是1比10左右，在極端的個案中，甚至還出現過1比50的例子。無論怎麼說，**大多數人所攝取的Omega−6系脂肪酸都遠超Omega−3系**。

可能有讀者會想，「既然這樣，我們也可以靠其他食物來攝取Omega−3系脂肪酸不是嗎？」的確，我們可以靠「紫蘇油」來達成這個目的。**紫蘇油是少數富含Omega−3系脂肪酸的油脂，只要用它來取代Omega−6系的油，就可以輕鬆調整體內的脂質了**。

不過，儘管紫蘇油中含有α−亞麻酸這種Omega−3系脂肪酸，可是在人體內能夠轉換為EPA和DHA的部分，僅佔紫蘇油攝取量中的10%∼15%左右而已。換句話說，藉由攝取魚油來獲取EPA和DHA，還是比較有效率的方法。話雖如此，紫蘇油仍是能夠使人獲取Omega−3系脂肪酸的珍貴油類。以肉類為飲食生活中心的人，可以靠著食用紫蘇油來補充不足的Omega−3系脂肪酸。

把魚油和紫蘇油拿來做比較後會發現

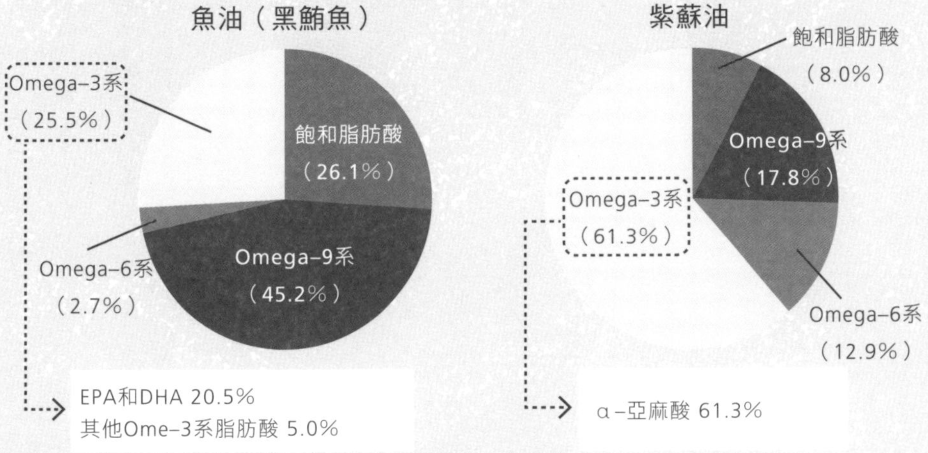

除了魚油之外，從紫蘇油中也能攝取到足量的Omega–3系脂肪酸。正如上圖所示，紫蘇油的成分大部分為Omega–3系脂肪酸所組成。但雖然同為Omega–3系脂肪酸，魚油的成分主要為EPA和DHA，而紫蘇油則是α–亞麻酸。

※數據資料引用自文部科學省「脂肪酸組成表」。因採四捨五入，因此合計上有可能超過100%的情形。

α–亞麻酸在人體內可以轉換為EPA和DHA

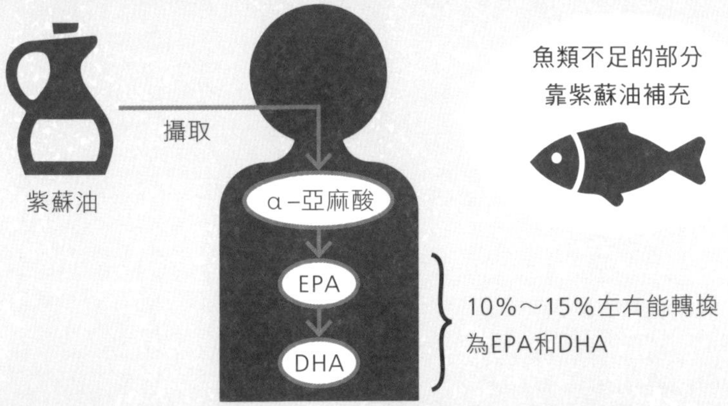

紫蘇油中所含的α–亞麻酸（Omega–3系脂肪酸），其攝取量的10%～15%在人體內會轉化為EPA和DHA。看起來透過攝取魚油來獲得EPA和DHA還是比較有效率的方法。但紫蘇油作為魚油的替代品，仍是相當值得推薦的油品。

31

只靠一個「魚罐頭」，就能有效率地攝取Omega-3系脂肪酸

魚罐頭是完整保留魚類營養的優秀保存食品

有不少人雖然也知道吃魚對身體好，可是一想到料理之前有許多事前準備工作，吃的時候還要挑魚刺，實在是太麻煩了，因此便對魚類料理敬而遠之。遇到這種情形時，其實不妨試試看魚罐頭。

魚罐頭只要開封後就能食用，「方便」可以說是最大的賣點。而且一般來說魚很難保持鮮度，但製作成罐頭的話，甚至可以保存好幾年，只要在想吃的時候開來吃就行了。

有人可能會擔心，「這麼便利的加工食品中，一定有加入什麼對身體不好的東西吧？」請各位讀者放心，魚罐頭中的魚都是用鹽等完成調味之後就立刻裝進罐中，待密封後經過高溫殺菌所製作而成的。經過上述這幾道手續後，罐中的微生物早已消除殆盡，因此無須使用到保存劑或防腐劑等添加物，魚肉也不會腐敗。

魚罐頭可說是純粹把魚肉保存在罐頭裡的保存食品。而且，**魚本身的營養也沒有任何損失。像是沙丁魚或鯖魚等青背魚的罐頭，每天只要吃一罐就能攝取到人體一日所需的Omega-3系脂肪酸。**因為魚罐頭中的魚肉都已經處理好，所以直接食用即可。當然也能將其拌在沙拉裡，或加熱後再吃。但如果是吃「油漬」類的魚罐頭，就確實有攝取過量Omega-6系脂肪酸的風險，因此選擇「水煮」類的魚罐頭或許會更好一些。

魚罐頭是安全的保存食品

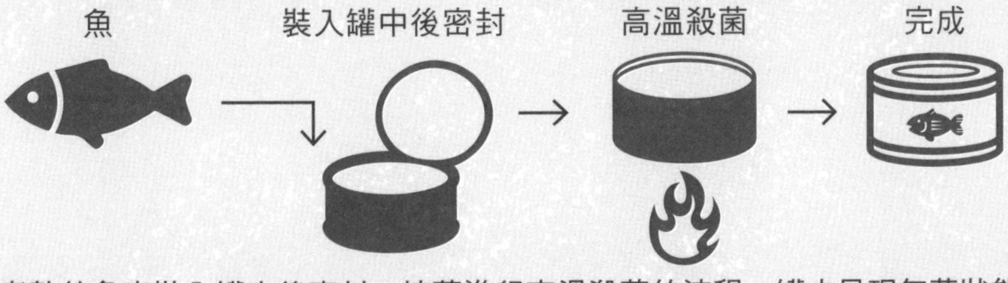

把煮熟的魚肉裝入罐中後密封，接著進行高溫殺菌的流程。罐中呈現無菌狀態後魚肉就不易腐壞，是無需使用任何添加物，在常溫下也能保存數年的保存食品。

魚罐頭的營養豐富

各式魚罐頭的成分（可食用的部分每100克中含量）

魚類名稱	能量（卡）	營養素（克）			脂肪酸含有量（克）			
		脂質	蛋白質	碳水化物	飽和脂肪酸	Omega-9	Omega-6	Omega-3
沙丁魚（水煮）	188	10.6	20.7	0.1	2.64	2.16	0.23	2.85
鮭魚（水煮）	170	8.5	21.2	0.1	1.79	3.76	0.19	1.37
鯖魚（水煮）	190	10.7	20.9	0.2	2.4	3.43	0.29	2.7
鮪魚薄片（水煮）	97	2.5	18.3	0.4	0.64	0.71	0.11	0.62

魚罐頭把魚的營養完全保存在罐頭裡。一個人每日的Omega-3系脂肪酸攝取量，約為1.6～2.4克，這個數字只要一個沙丁魚或鯖魚罐頭（100克），就能輕鬆達成。

※數據資料引用自日本文部科學省《日本食品標準成分表2015年版（七訂）》及「脂肪酸組成表」。

享受魚罐頭真輕鬆

直接吃

魚罐頭的魚肉基本上已經煮熟了，可以直接食用。因為魚肉中的養分也會溶在醬汁裡，因此連醬汁一起吃，就能攝取到完整的營養。

拌沙拉吃

最常見的作法是把鮪魚罐頭拿來拌沙拉吃。但其他種類的魚其實和沙拉也很搭。另外，可依據個人喜好的口味，再加入鹽等來做調味。

加熱吃

有些人會把魚罐頭的魚肉加入燉蘿蔔或義大利麵醬裡來吃。魚罐頭裡的魚肉基本上已經煮熟，因此只需要稍微加熱一下即可。

32

看清楚食物的成分標示

許多食物中都含有植物性油脂

許多加工食品都具有會讓我們在不知不覺中，吃進大量脂質而不自知的危險性。就算是看起來並不「油膩膩」的食物，也可能含有許多脂質，像這類的加工食品其實並不罕見。

加工食品會標示出它所使用的原料，如果某食品在製作過程中有用到脂質，那麼脂質就會標示在原料中。因為原料的標示會依使用的比例，從高至低來做排列，所以脂質的位置如果排在越前面，就表示這個食物中所含的脂質絕對不低。

其中希望讀者們要特別注意的是「植物性油脂」。不同的商品在標示上雖然會有「植物性油」或「植物油脂」的差異，但這類油沒有例外，都是廉價且被大量用於油炸食物，使其能固化或增加其分量之用。反過來說，用價格較高的好油來製作這些食品的可能性極低。讀者們可以把平日自己經常吃的加工食品「原料」成分找出來仔細看看，然後你可能會驚覺，原來許多商品中，竟然含有這麼多的植物性油脂啊！

雖然個別食品的含油量或許不多，但將它們累積起來之後，也是極為可觀的數量。再者，**消費者其實完全不知道，這些植物性油脂到底源自於什麼樣的植物，也不清楚其中的成分為何。為了不讓自己有可能會攝取過量的Omega-6系以及飽和脂肪酸**，我們應該盡量避免食用那些原料中植物性油脂排在前面，含油量較高的食物。

原料標示的規則

加工食品的包裝上會出現像右邊這種原料標示。原料標示中會依照使用原料所佔比例的多寡來做先後排序。以右表為例，在馬鈴薯之後，該產品大量使用植物性油，因此可以知道這是款含有相當油量的食品。

原料名稱	馬鈴薯、植物性油、鹽、黑胡椒、砂糖、柚子胡椒(青唐辛子、柚子表皮)、其他

這些食品中也有用到「植物性油脂」！

巧克力

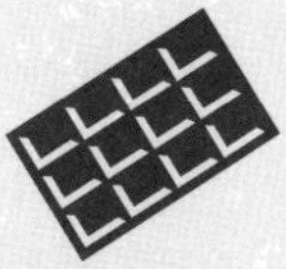

巧克力的原材料為可可，但許多市售的廉價巧克力會減少可可的含量，以植物性油脂取而代之。另外還加入大量的砂糖和乳糖來彌補風味不足的部分。簡單來説，這已經變成一種把油固化，然後把味道弄甜的食品而已。

・**普通的巧克力**

砂糖、可可液、全脂奶粉、可可脂、卵磷脂、香料

・**廉價的巧克力**

植物性油脂、砂糖、乳糖、可可液、全脂奶粉、香料

動物性鮮奶油和植物性鮮奶油

動物性鮮奶油（鮮奶油）的原料為牛奶，而植物性奶油則是在植物性油脂中，加入了乳脂肪等添加物，所製成的奶油狀食品。植物性奶油價格便宜，保存期限又長，和動物性鮮奶油是完全不同的東西。

・**動物性奶油**（Fresh Cream）

※只會標示為「鮮奶油（乳製品）」，沒有成分表

・**植物性奶油**（Whip Cream）

植物油脂、乳製品、乳化劑、安定劑、磷酸Na…

冰淇淋和Lacto Ice

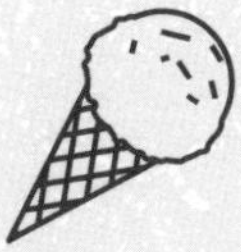

真正的「冰淇淋」，不能在乳脂肪中加入任何添加物。Lacto Ice是一種以植物性油脂為原料，然後透過添加物使其呈現出宛如冰淇淋般的食品。廉價的冰品大多屬於這種類型，購買時需特別留意。

・**冰淇淋**

奶油、脱脂濃縮乳、砂糖、蛋黃、香料

・**Lacto Ice**

砂糖、植物性脂、乳製品、果糖、香料、乳化劑…

※日本冰淇淋協會將含有奶成分的冰淇淋分為冰淇淋、冰牛奶、Lacto Ice和冰菓四個種類。其中Lacto Ice的定義為「乳固形物3%以上」，因成分中乳脂含量甚微，所以通常會加入植物性油脂來補充。

33

為什麼吃了較油的食物後，會感到胃脹脹的呢？

造成胃脹的原因，可不只油而已

讀者們是不是也有這樣的經驗，「10、20歲的時候，就算吃了再怎麼油膩的食物好像也沒發生什麼事。但30幾歲之後，卻經常苦於胃脹、燒心等症狀。」像這樣的問題，往往破壞了一些美好的聚餐回憶。有些人就算已經很注意油量的攝取了，卻還是會經常出現胃脹的情形，這到底是怎麼一回事呢？

會出現胃脹、燒心等症狀的原因，其實就是「消化不良」。原本我們吃下肚的食物會在胃中溶解，然後送到小腸進行消化和吸收。可是這樣的功能一旦無法順利運作，食物就會停留在胃裡，讓人產生胃脹的感覺。那麼該怎麼做才能避免這種事情發生呢？首先要提醒自己，不要「暴飲暴食」。不論吃什麼，只要吃到撐了，就表示胃腸的消化處理速度已經緩不濟急了。人在吃自助餐或參加宴席時，尤其容易讓自己吃到胃裡再也塞不進任何東西。因此身處這種場合時，**我們更要留意，得放慢平常進食的速度，一旦感到「肚子好像鼓起來了」，就該放下筷子休息了。**

另外，像是年齡增加、懷孕或壓力等，也都是會造成消化功能低下的原因。只要我們在吃東西時能一併攝取蛋白質，並盡可能減少脂質的攝取量，那麼就能打造出使腸胃容易運作的環境，如此一來就能預防或減輕發生胃脹的情形。

引發胃脹的主要原因

暴飲暴食、壓力所造成的自律神經失調、伴隨年齡增長而出現的消化功能低下及懷孕等，都會引發胃脹的現象發生。

①暴食

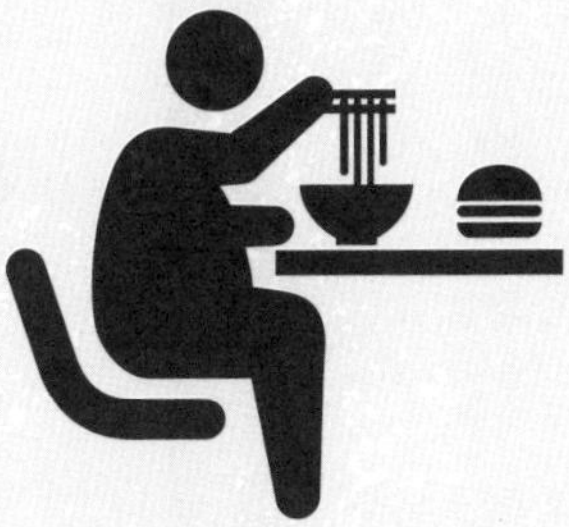

②貪杯

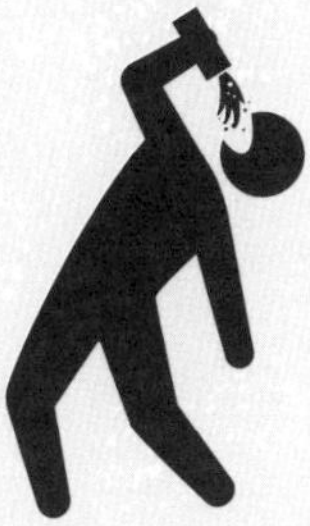

③壓力

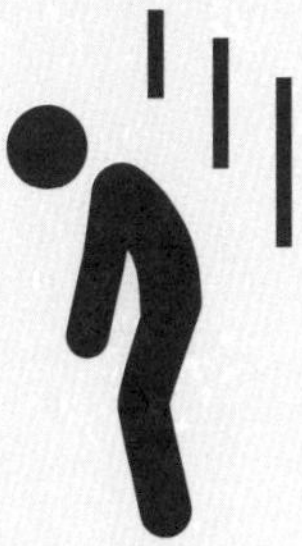

④老化

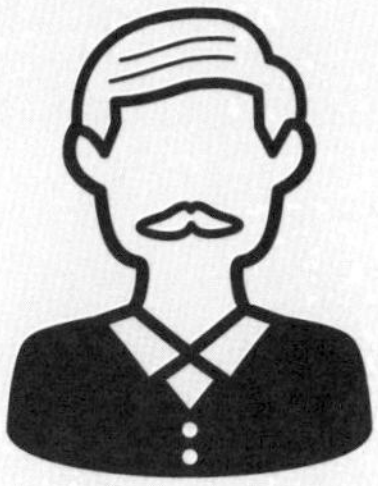

⑤懷孕

發生胃脹的機制

進入到胃裡的食物會和胃液相互混合，然後藉由胃部的蠕動運動把呈現糊狀的食物送往小腸。但是當食物的量超過小腸能夠接受的範圍，或是因年紀增長、壓力以及胃黏膜損傷等原因，造成蠕動運動減弱的話，食物就會停留在胃裡，進而造成胃脹的現象。

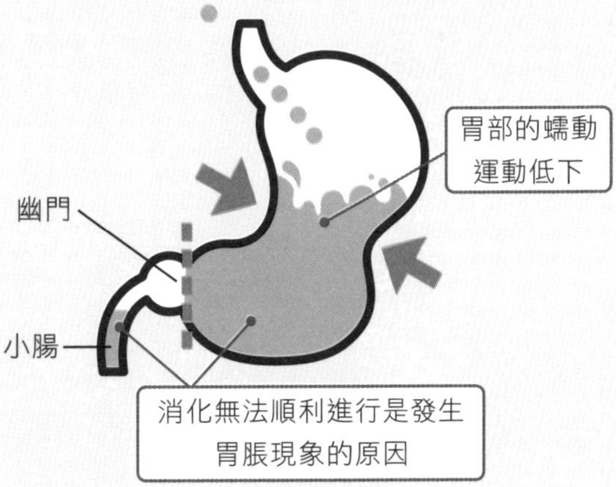

34

要小心「脂肪ZERO」、「低卡路里」等標示

隱藏在「脂肪ZERO」背後的謊言

低脂食品深受正在努力減肥，或為了維持身體健康，而控制油量攝取的人們喜愛。標示在這些食品包裝上的「脂肪ZERO」、「脂質50% OFF」等字樣，甚至能吸引到那些平日沒有特別在意脂質攝取量的人關注。

除了脂肪之外，卡路里、醣類和膽固醇等等，也經常可以看到商品利用類似的文字來做宣傳。**這些敘述內容在日本國內，其實都有受到「消費者廳」制定的「強調標示基準」所規範，對於食品成分的含有量以及能夠使用的文字標示等，都有詳細的規定。**以脂質為例，某項商品100克中，如果脂質含量在0.5克以下，就可以標示為「脂肪ZERO」或「零脂肪」。若以重量一盒400克的優格來計算的話，其中含有的脂質不到2克。雖然把這一盒優格全部吃掉，也不用擔心會有脂質攝取過量的問題，但這並不表示自己完全沒有攝取到脂質，只是脂質「幾乎為零」而已。

另外，使用像是「脂質50% OFF」這種「相對表示」的商品，根據規定必須同時標示出「比較對象商品」的成分含有量才行。雖然案例不多，但有時還是會出現比較對象本身為高脂肪食品的可能，因此消費者實際去做食品含有量確認動作，還是很重要的。如果不清楚比較基準的話，也可以拿不同公司的商品來做比較。

日本國內食品的「強調標示」得遵循一定的規則

日本國內食品包裝盒上所標示的「ZERO」、「OFF」、「LIGHT」等宣傳文字，須符合消費者廳所制定的以下遵守事項。只要符合這些標準，就算含量並非為零，也可以標示為「ZERO」。

強調標示的標準

營養成分等	強調標示範例		
	ZERO、NON、LESS、 無	LIGHT、OFF、 低、 少、DIET、 減量	
		食品	飲料
脂質	0.5g	3g	1.5g
卡路里	5kcal	40kcal	20kcal
醣類	0.5g	5g	2.5g
飽和脂肪酸	0.1g	1.5g	0.75g
膽固醇	5mg	1.5g	0.75g

※標準為食物每100克、飲料每100ml的含有量。
只有在低於標準時，才能使用強調標示的文字內容（出處：消費者廳）。

以一般市售的「脂肪ZERO」優格為例

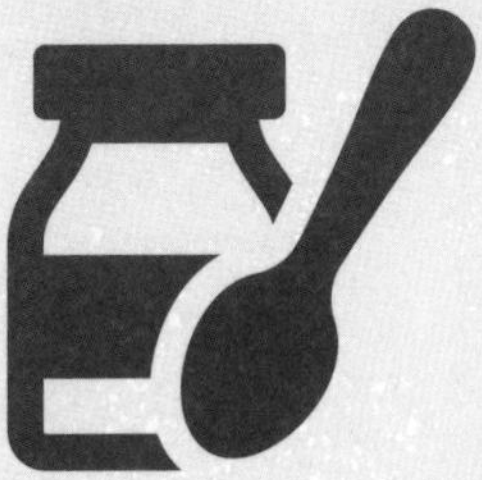

營養成分標示（每100g含量）	
熱量	40kcal
蛋白質	4.1g
脂質	0g
碳水化合物	5.9g
鈉	0.12g
鈣	121mg

就算標示為「0克」
實際上還是可能
含有0.5克的脂肪
在裡面

就算是標榜「百分之0 CUT」的商品，也要確認其成分

如果是像「脂肪50% CUT」、「卡路里減半」等，和其他商品做比較的「相對表示」，也得把用來做比較的對象商品，其成分的含有量一起並列標示才行。儘管「50% OFF」、「減半」等文字很吸引人，消費者還是要檢視營養成分表，確認實際的含有量。

脂肪50%
CUT

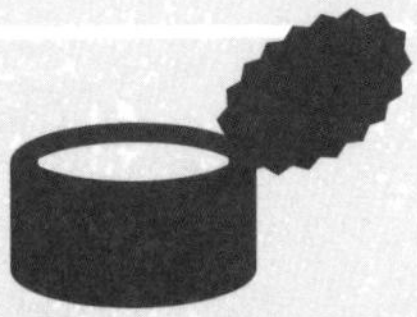

罐頭牛肉、午餐肉（Spam）
等罐頭食品

奶精球
粉狀奶精

※消費者廳為保護消費者權益的行政機關，相當於台灣的消費者保護會。

35 要是擔心自己的脂肪攝取量，就去醫院做一次「肥胖健檢」吧！

如果腹部囤積一圈，那麼就快採取行動吧

日本從二〇〇八年起，開始實施「特定健康檢查」，也就是俗稱的「肥胖健檢」，不知道大家是否有去做過呢？**所謂的代謝症候群（Metabolic Syndrome），指的是因平常運動量不足或是身材肥胖，而導致生活習慣病隨時都有可能發生的狀態。**雖然沒有出現自覺症狀，但如果情況繼續惡化下去，很有可能會引發心肌梗塞或腦中風等令人聞風喪膽的疾病，所以絕對不能等閒視之。

在推廣實施「肥胖健檢」初期，判定肥胖的標準為：男性的腰圍（肚臍的周圍）是否超過85公分以上，女性為是否超過90公分以上。因為過於簡單，所以遭到像是「不太可靠」、「沒有科學根據」等，來自各方的批判。但目前檢查的基準已經修正過，**除了腰圍等身體方面的測量外，還要進行血壓、血糖值和血中脂質等項目，因此可以通過高精度的方式，判斷出哪些人屬於代謝症候群，哪些人則是代謝症候群的高危險群。**

像「最近總覺得褲子和裙子穿起來有點緊」、「上下樓梯覺得很辛苦」、「注意到臉頰和下巴長肉了」等，都是代謝症候群出現的徵兆。只要覺得自己符合其中一項，建議就該去做「肥胖健檢」了。在日本有關健檢的詳細資訊，可以詢問每個人所加入的「醫療保險者」（上班族及被扶養者可向任職的公司諮詢，自營業者可向所在的市、區、行政機關諮詢）。

何謂「特定健康檢查」（肥胖健檢）

「特定健康檢查」是以預防及改善代謝症候群為目標所實施的健康檢查。日本國民從40～74歲之間，只要是被保險者及其家人，都可以接受該檢查。被診斷為出現代謝症候群或代謝症候高危險群的人，可接受健康指導等醫療服務。

特定健診項目

- 質詢表（是否有在服用藥物、是否吸菸）
- 身體測量（身高、體重、BMI、腰圍）
- 物理性的身體檢查
- 血壓測量
- 血液檢查
  脂質檢查（中性脂肪、HDL膽固醇、LDL膽固醇）
  血糖檢查（空腹時血糖或HbA1c）
  肝功能檢查（GOT、GPT、γ-GTP）
  尿液檢查（尿糖、尿蛋白）

※除了上面所列舉的檢查項目，根據醫師的判斷還可進行心電圖、眼底和貧血檢查

代謝症候群判定標準

腰圍	男性85公分以上、女性90公分以上

＋

① 血糖	血糖110mg／dL以上，或HbA1c（NGSP）6.0%以上
② 血壓	最高血壓（收縮壓）130mmHg以上，或最低血壓（舒張壓）85mmHg以上
③ 脂質	中性脂肪150mg／dL以上，或HDL膽固醇未滿40mg／dL

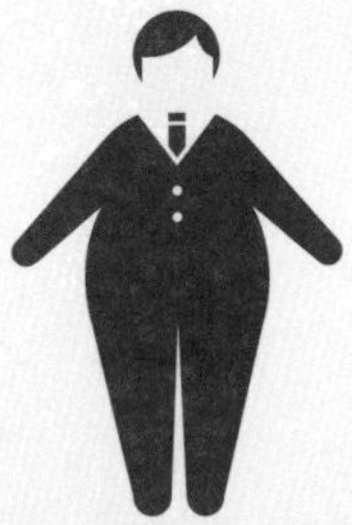

符合代謝症候群條件的人及高危險群，可以接受特定保健指導！

判定	條件
代謝症候群	符合 ① ～ ③ 的其中兩項
代謝症候高危險群	符合 ① ～ ③ 的其中一項
無代謝症候群	沒有數值符合 ① ～ ③ 的任何一項，或腰圍在基準值以下

資料出處：日本預防醫學會

※日本的「醫療保險者」指的是，為了運營醫療保險事業，而會進行徵收保險費，執行支付保險給付的團體。

※台灣代謝症候群標準請參考衛福部網站（右方QR Code）

36

「脂肪ZERO」的食物，真的能讓體脂肪率減下來嗎？

為什麼「脂肪ZERO」的食品會流行起來呢？

對於很在意自己體重和體脂肪率的人來說，標榜「脂質OFF、ZERO」的食品，根本就是生活中不可或缺的存在。吃這些東西時，既不用去除肥肉的部分，也無需把炸得酥脆的外皮剝掉，可以充分享受到食物完整的分量和味道，但卻不用在意脂質的攝取量，真可說是「奇蹟的食品」。

事實上，**有不少人都希望能盡量減少攝取油脂，因此有不少媒體和醫師也向大眾推銷這些「脂質OFF、ZERO」的食品**。然而有些人過度相信這些食品的效果，甚至還想更進一步減少脂質的攝取，不過想當然爾，這麼做對於想過健康生活其實並沒有助益。

一般來說，人體約有15%是由脂質所構成的。而且存在於我們體內約37兆個的細胞，能區隔它們彼此的「細胞膜」，也是油（磷脂）所構成，可以說「油」是維持我們身體所不可或缺的物質。如果過度地刻意不去攝取油的話，等於是自己葬送了健康，可說是會縮短壽命的危險行為。對在意脂質攝取量的人來說，首先應該做的是改變食物的烹調方式和食材的選擇，藉由適度的運動來提高新陳代謝，然後作為補助的才是去食用「脂質OFF、ZERO」的食品。最後是耐心地等待身體變化的結果，千萬不要欲速則不達，賠上健康。

脂質是人體內重要的構成要素

雖然近來不少人都認為「攝取脂質＝不好的事」，但脂質確實是構成我們人體的重要元素之一。雖然攝取過量的確會有損健康，但如果吃太多標榜「脂肪ZERO」食品，攝取過少的脂質，一樣會對身體產生不良的影響。

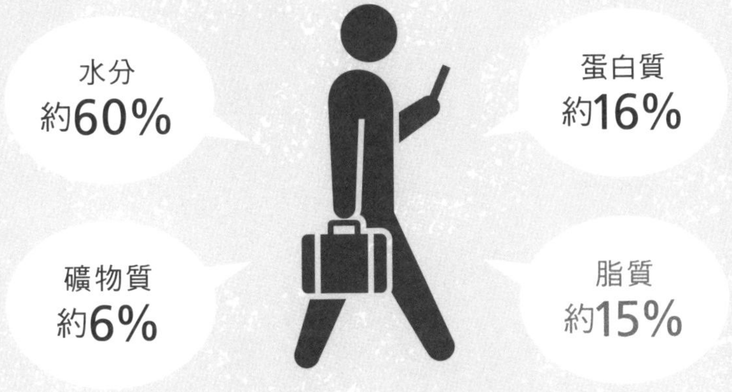
水分
約60%
蛋白質
約16%
礦物質
約6%
脂質
約15%

人體的細胞數約有37兆個，這些細胞的細胞膜，
皆由**磷脂（油）**所構成。

脂質可以藉由烹調方式和時間點來調整攝取量

就算不吃標榜「脂肪ZERO」的食品，只靠調整每日的飲食內容，一樣能減少脂質的攝取量。另外要注意的是，每一天能量的攝取與消耗是否有取得平衡。

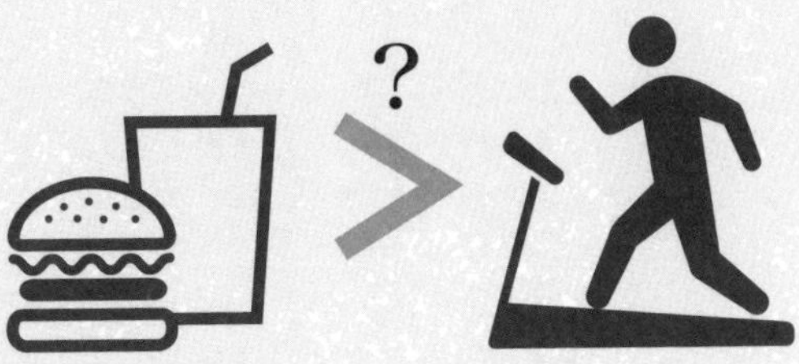

在烹調方式上下點功夫

- 與其「炸」或「炒」，不如選用「蒸」或「煮」的烹調方式。
- 燒烤時可使用無須用到油來烹調的「網烤」方式。
- 去除豬肉和牛肉的肥肉部分，以及雞肉的皮之後，再來料理。
- 推薦大家使用「亞麻仁油」、「紫蘇油」、「橄欖油」等油類。

37

標榜能「減緩脂肪吸收」的「特定保健食品」真的有效嗎？

不容易被消化的膳食纖維發揮重要作用

不少人都是看了健康檢查報告才知道自己的中性脂肪數值很高，而被醫師要求要多注意才行。人體內的中性脂肪過多，確實可能會引發食後高血壓症、糖尿病、胰臟炎和脂肪肝等等，日後容易導致動脈硬化疾病，侵蝕我們的身體健康。在這種情形下，有些產品開始受到消費者的注意，像是以「能夠趨緩飯後中性脂肪上升速度」為目的的特定保健用食品。

這類商品裡含有從玉米等天然澱粉中，所製作出來的膳食纖維「難消化麥芽糊精」（Indigestible Dextrin），服用之後，於飯後不只能起到抑制中性脂肪增加的作用，還可以放慢血糖值的上升。

這其中的作用機制是，不容易被人體消化的膳食纖維「難消化麥芽糊精」會吸收脂質和醣類，減少它們和分解酵素發生反應的機會，如此一來血糖值和中性脂肪的上升速度就會趨緩。尤其因為血糖值的上升得到抑制，能夠保護胰臟的功能，因此從這個觀點來看，的確是值得推薦給消費者的產品。

但如果從脂質的角度來看這件事，結果就不一樣了。脂質中有應該盡量攝取的Omega-3系脂肪酸，也有應該克制攝取量的Omega-6系脂肪酸。然而難消化麥芽糊精並不會去分辨脂質的種類，只為起到抑制吸收的作用，因此若從攝取脂質的觀點來看，並不推薦這種商品。

成分含有不容易消化的膳食纖維特定保健食品有什麼效果？

進食後中性脂肪質的變化

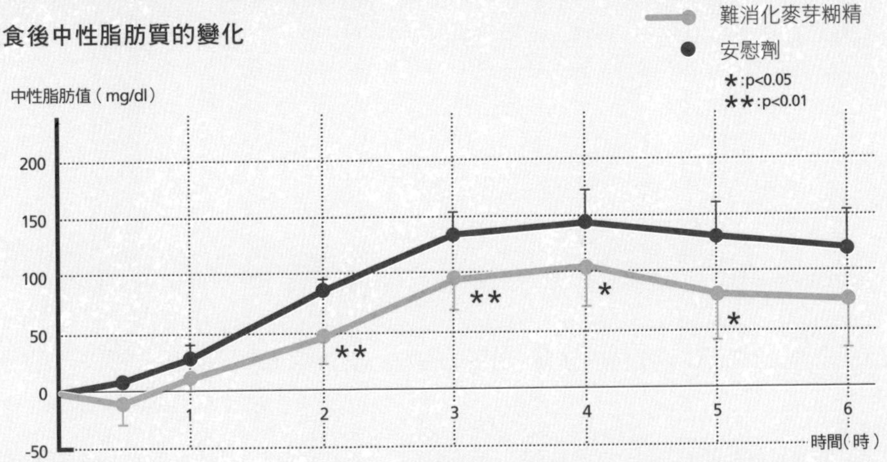

資料出處：摘錄自松谷化學工業股份有限公司網頁內容

以13位體格健全的成年人為對象，讓他們在吃漢堡和薯條等高脂肪食物時，分別搭配含有5克難消化麥芽糊精的飲料或安慰劑飲料，然後於用完餐後，測量他們的中性脂肪值。飲料中含有5克難消化麥芽糊精的受試者在用完餐後，中性脂肪值的上升確實較為緩和。

要小心「食後高脂血症」

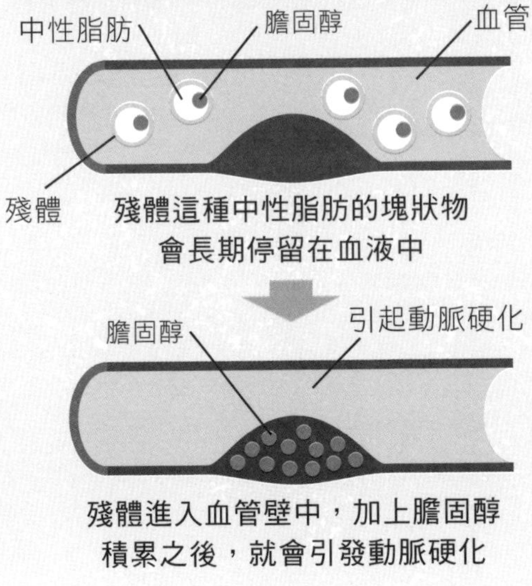

●什麼是食後高脂血症？

食後高脂血症指的是於用餐後，血液中的中性脂肪會異常增加的情形。我們在進食過程中攝入的中性脂肪，會形成名為「殘體」（Remnant）、成分當中含有膽固醇的塊狀物。之後殘體會隨著時間分解為脂肪酸，然後轉換為能量。然而有食後高脂血症的人，因分解過程無法順利進行，導致膽固醇會積累在血管之中，進而引起動脈硬化。

38

不容易堆積在體內形成脂肪的油

依脂肪酸的種類分開使用

「因為油的卡路里很高，所以除了在執行減肥時，平常的飲食生活中也應該盡量避開」，這是很多人都有的想法。但**其實只要懂得挑選油類或改變烹調方式，我們還是可以藉由使用不容易使人發胖的油，來大幅改變油會對人體所造成的影響。**

首先來看卡路里，種類不同的油所含的卡路里也不一樣。例如橄欖油、沙拉油和紫蘇油等植物油，每100公克約含有921大卡。但像是豬油或牛脂等動物性油脂，每100公克則含有940大卡。而同樣是動物性油脂的魚油，每100公克則只有902大卡，較前者低一些。至於奶油，因為每100公克僅有750大卡左右，所以可作為用於烹調時選用油的指標。

此外，根據不同的料理方式來搭配不同的油類使用也很重要。如果是把油拿來作為沾醬使用的話，適合使用Omega-3系脂肪酸的紫蘇油或亞麻仁油。這類油雖然不適合加熱，但因為含有豐富的α-亞麻酸，所以能夠加快人體的代謝，促進體脂肪燃燒。用於油炸的油，因為有約10%～15%的油量會被食材吸收進去，因此應該選擇吸收率較低的油來使用。最後，雖然有不少人都會用沙拉油來炒菜，但考慮到要避免Omega-6系脂肪酸的過度攝取，改為使用橄欖油這類耐高溫的Omega-9系油品，會是明智的選擇。

選擇不容易使人發胖的油時要注意的事項

① 確認脂肪酸適合哪一種烹調方式

含有豐富α–亞麻酸的紫蘇油和亞麻仁油應該積極攝取，但這類油品較不耐高溫，是需要注意的地方。

② 沒有經過加工的油比較好

含有許多添加物的油，很有可能會喪失其原本所具有的功效，使用時要留意。

③ 盡量使用新鮮的油

因為在氧化中的油裡面，可能含有會促進脂肪細胞增加的物質，所以開封後的油應盡快使用完畢。

依據不同的料理方式使用不同的油

沾醬 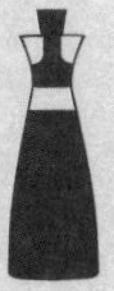	像是紫蘇油、亞麻仁油和印加果油等富含α–亞麻酸，能降低中性脂肪，對預防多種疾病都有效果的油，適合拿來作為沾醬使用。因這類油不耐高溫，比較適合生食。
油炸 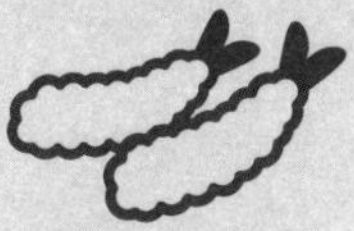	一般來說油炸食物時，約有10%～15%的油會被食材和食物的外皮吸收進去，因此挑選用於油炸的油很重要。目前市面上已經出現吸收率較低的油，是消費者不錯的選擇。
炒菜 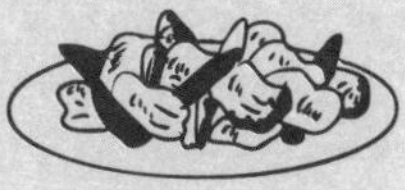	經常用於炒菜的沙拉油中，因為含有許多會對身體帶來不良影響的Omega–6系脂肪酸，所以可以試著用含有豐富棕櫚油酸和油酸的Omega－9系油來取代。

第 3 章 總 整 理

脂質能為人體帶來許多很好的效果，是人們追求健康和美容時不可或缺的營養素，但最重要的莫過於脂質的成分。日常生活中，我們應該以紫蘇油和魚貝類為中心，藉由飲食讓身體攝取好油，並遠離那些會危害健康的油。為此，當我們在購買食物時，一定要好好地確認原料的成分內容才行。

要注意別從肉類料理中
攝取過量的油

第70、72頁

可透過紫蘇油和魚罐頭
來補充不足的Omega–3系脂肪酸

第76、78頁

請仔細確認食品的成分表！
別被「脂肪ZERO」這類的宣傳欺騙了

第80、84頁

要謹慎使用那些
會阻礙脂質吸收的健康食品

第90頁

有些油不容易使人發胖，
不用勉強自己過度限制脂質的攝取

第88、92頁

第4章

如何與脂質當好朋友

39 每天攝取一匙好油，身體就會發生巨大的變化

以「一天4克」為標準來攝取Omega-3系的油

像紫蘇油、亞麻仁油和印加果油這類優質的油，都是以Omega-3系脂肪酸為主要成分所構成的油。**這些油中含有豐富的α-亞麻酸，當被吸收之後在人體內會轉換為「能保持血流順暢」的EPA（二十碳五烯酸），以及「可以讓頭腦變好的油」DHA（二十二碳六烯酸）。攝取這些油，能為我們的身體帶來許多有益的效果。**

攝取這些好油，除了可以緩和過敏症狀、抑制癌症、提升免疫力，還能降低罹患動脈硬化、心肌梗塞和腦中風等生活習慣病。除此之外，因為對活化腦部、改善失智症狀和安定精神也能起到作用，對打造健康的身體實是在不可或缺。

若想獲得上述這些效果，**就得每天攝取一小匙，以大約4克的量為標準的油。**但當我們在攝取這類油的時候，有兩點要特別注意的地方：其一，這類油大多怕熱，所以不適合用於長時間的加熱烹調。為此我們可以把這類油淋在雞蛋蓋飯和吐司上，或加進味噌湯裡來食用。尤其像紫蘇油，因為本身並沒有特殊的味道，所以不會影響到食物的口感，還能當成沾醬來使用。

其二，就算這類油對身體健康有益，還是得注意不要過量攝取，否則可能會出現卡路里過高的問題，反而破壞了脂肪酸整體的平衡。

透過攝取優質的油，可以期待身體會出現的變化

- 減緩過敏症狀
- 抑制癌症
- 提高免疫力

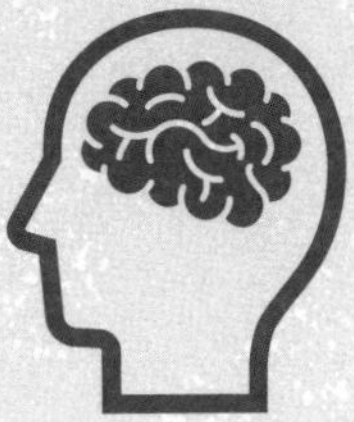

- 活化腦部
- 改善失智症
- 安定精神

只要一匙的量
把Omega-3系的油（如紫蘇油）加入自己的飲食中吧！

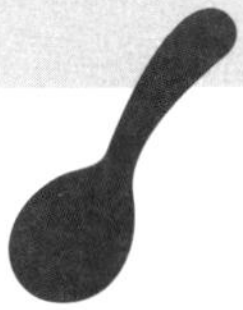

雞蛋蓋飯

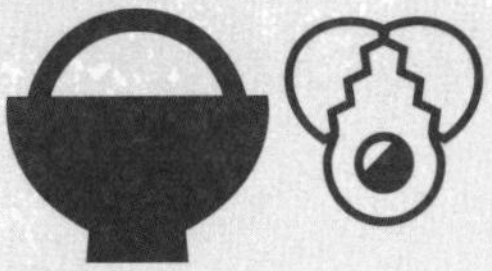

加入紫蘇油一起拌著吃，口感會更加滑順，氣味也加分喔！

飯糰

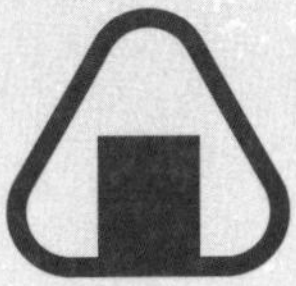

在捏飯糰之前把油和進飯裡，不但可以避免過度加熱，還能保留紫蘇油的營養價值。

吐司

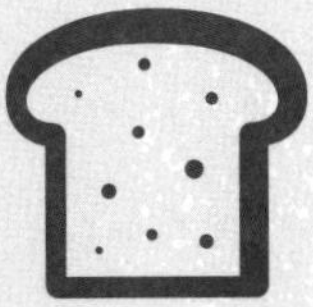

可以取代奶油把紫蘇油塗在吐司上食用。搭配果醬也很適合。

味噌湯

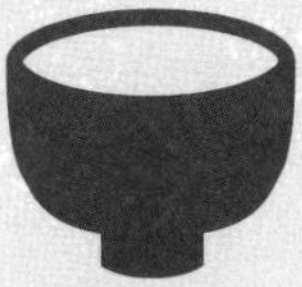

把味噌湯盛倒碗裡後再加入紫蘇油，這樣就能避免過度加熱的問題。

生魚片

因為魚肉中含有豐富的EPA和DHA，搭配紫蘇油一起吃，營養更加分。

果昔

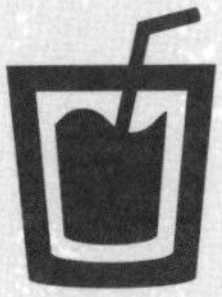

在蔬菜水果等原料中，富含許多容易吸收紫蘇油的維生素成分。

除了上述幾種食物外，還可以把紫蘇油淋在納豆、涼拌豆腐、沙拉、荷包蛋、蘿蔔泥、義大利麵、燉肉、湯品、煮魚和優格上來吃。紫蘇油不會影響到食物的風味，讓自己在日常生活中就能攝取好油吧。

40 優質的油能夠調節體內的荷爾蒙

對女性的產後憂鬱也有效

剛生完小孩的女性在面對賀爾蒙失調和周遭環境的變化時，身心狀態容易出現問題，其中出現「產後憂鬱」症狀的人，近年來更是不斷增加。在一些嚴重的個案中，甚至還出現母親放棄育兒，甚至虐待小孩的情形。但大家可知道，含有**Omega-3系脂肪酸的油類，也能對產後憂鬱發揮極大的功效喔！**

我們可以拿老鼠所做的實驗結果來作為證明。在正常情況下飼養的老鼠，鼠媽媽為了防止鼠寶寶掉出去，會把巢做成缽狀，然後在裡面哺乳。但缺乏Omega-3系脂肪酸的鼠媽媽所做的巢，形狀大多不規則，甚至有四成的成鼠會吃掉自己的孩子或放棄養育幼仔。

另外有研究認為，Omega-3系脂肪酸對停經前後5～10年間會出現的更年期障礙，也能起到緩和的效果。更年期障礙會出現的急速冒汗、身體感到灼熱、悸動、喘氣、失眠和憂鬱等症狀，的確使許多女性感到困擾，但藉由攝取Omega-3系脂肪酸，即能緩解這些症狀。

正如左頁下方的實驗結果所示，在有持續攝取Omega-3系脂肪酸主要成分「α-亞麻酸」的女性身上，可以看到更年期症狀改善的傾向。定期食用紫蘇油等油類，確實有很高的機率能緩解更年期所帶來的身體不適。

Omega-3系脂肪酸能緩解孕婦的憂鬱！

為憂鬱症所苦的孕婦們，連續8週，每天都攝取3.4克的Omega-3系脂肪酸

上述孕婦們不只母子都沒有受到憂鬱症所帶來的不良影響，症狀還獲得大幅改善。另一方面，作為對照組，攝取完全沒有含Omega－3系脂肪酸安慰劑的孕婦組別，和前者來做比較後發現，憂鬱的症狀並沒有獲得明顯改善。從老鼠的實驗中也能確認，缺乏Omega－3系脂肪酸的老鼠，有放棄育兒的傾向。

資料出處：J Clin Psychiaty,2008;69;644－51

Omega-3系脂肪酸對更年期症狀也有效

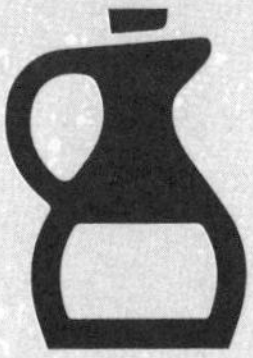

這項實驗以停經期間中的140位女性為對象，讓她們在3個月間持續攝取α-亞麻酸。

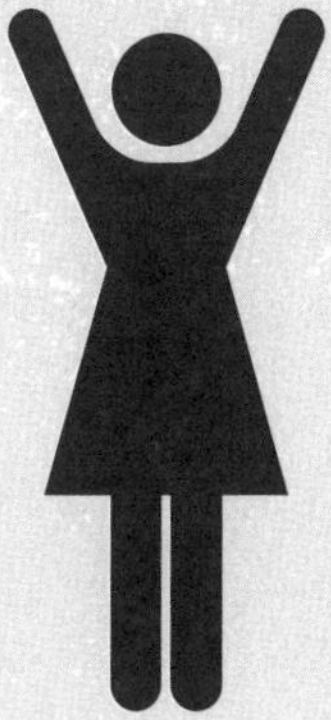

3個月間持續攝取α-亞麻酸的女性，出現更年期症狀的點數竟然

減少了9%

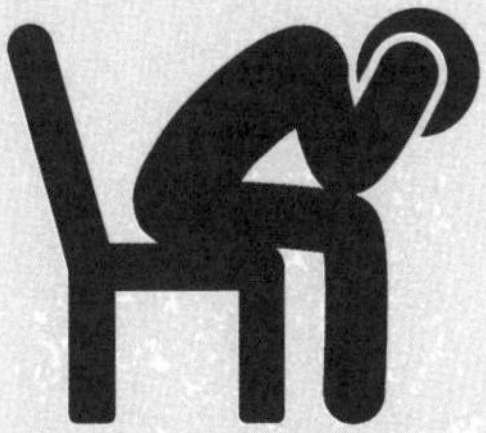

另一方面，作為沒有攝取α-亞麻酸的女性對照組，她們出現更年期症狀的點數，竟然上升了約7%

資料出處：Holist Nurs Pract，2015;29;151－7

41

打造好體質的第一步，就是攝取Omega-3系脂肪酸

Omega-3系脂肪酸無法由人體自行製造

正如本書到目前為止所述，Omega-3系脂肪酸可以改善或預防生活習慣病、癌症、憂鬱症和失智症。還具有改善過敏症狀和乾眼症的效果，想過健康的生活，一定要攝取Omega-3系的油。

Omega-3系脂肪酸是多元不飽和脂肪酸（必需胺基酸）的一種，和一般沙拉油中所富含的Omega-6系脂肪酸一樣，無法靠人體自行合成出來，因此只能從日常的飲食中來攝取。然而日本人的平均攝取量，和理想的數值之間，存在不小的落差。

根據日本厚生勞動省於二〇一七年所進行的「國民健康營養調查」結果顯示，日本國民每一天Omega-3系脂肪酸的平均攝取量為2．18克，這個量只佔了理想攝取量的約87％而已。

因為Omega-6系脂肪酸經常用於製作速食和**加工食品，所以我們很容易就能攝取到足夠的量。但Omega-3系脂肪酸，因為存在於像青魚和鮪魚食材中，在歐美化成為主流的現代日本飲食習慣中，很難實現理想的攝取量。**

如前文所述，正因Omega-3系脂肪酸能為人體帶來諸多的健康效果，所以我們應該於日常的飲食生活中，開始逐步做出改變才行。

Omega–3系的油能為身體帶來的效果

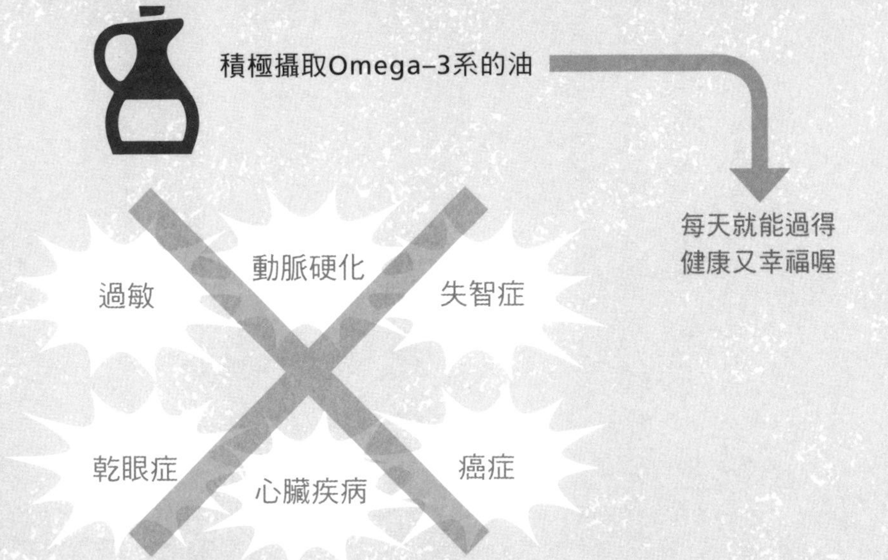
積極攝取Omega–3系的油
每天就能過得
健康又幸福喔
過敏
動脈硬化
失智症
乾眼症
心臟疾病
癌症

日本人缺乏Omega–3系的油！

日本人油類的平均攝取量

Omega–3系脂肪酸	2.18g
Omega–6系脂肪酸	10.03g
Omega–9系脂肪酸	20.34g
飽和脂肪酸	16.22g

資料出處：2017年日本國民健康營養調查

左邊的圖表為日本人在不同油類上的平均攝取量，從「質」的觀點來看，其實並不均衡。尤其對身體有好處的Omega–3系脂肪酸攝取量過少，相反的對身體健康無益的飽和脂肪酸又攝取過量，看來在飲食生活的攝取平衡上有必要好好地修正一下了。

● **Omega–3系脂肪酸和Omega–6系脂肪酸理想的攝取比例與現實落差**

	Omega–6系脂肪酸		Omega–3系脂肪酸
理想的比例	2～4	：	1

※Omega–6系和Omega–3系的攝取量，理想的比例為2～4：1。然而現實中，有些人的比例差距竟高達20：1，因此希望大家都要留意自己的脂肪酸攝取比例才好。

42

每週吃三次魚，是維持健康最佳的方法

吃魚能幫助抑制憂鬱等情感障礙

前文提到，隨著飲食習慣逐漸西化關係，日本人已經不像過去那樣愛吃魚了，因而導致Omega-3系脂肪酸的攝取量，有逐漸減少的趨勢。根據日本厚生勞動省所做的「國民健康營養調查」顯示，二〇〇〇年時，每位日本國民在一天中，魚貝類的攝取量約為90克，然而到了二〇一二年時，這個數字降到了70克。

魚類中富含的EPA和DHA等Omega-3系脂肪酸，是維持健康生活不可或缺的營養素。尤其DHA還具有能活化腦部，緩解壓力的功用。如果人體內缺乏Omega-3系脂肪酸的話，認知功能就會下降，容易陷入恐慌。而且在感受到壓力時，還會落入極度的情緒低落，讓自己處於不安定的狀態中。因此我們在平日裡，就應該要攝取DHA才行。

另外，目前已經知道**EPA還具有促進血液循環、預防血栓和動脈硬化，以及降低體內中性脂肪的作用**。藉由吃魚來攝取EPA和DHA這類Omega-3系脂肪酸，確實能達到調整身心狀態的目的。

正如左頁圖表所示，日本在不同季節都能捕獲到含有豐富EPA和DHA的魚類。讀者們不妨試著以每週三次為目標，展開「吃魚」的飲食生活。如果執行起來有困難的話，也可以改為以每天攝取一小匙紫蘇油來替代。

含有豐富EPA和DHA的季節性魚類

魚類名稱	100克中的EPA／DHA（mg）	產季
鰺魚（一夜乾）	560／1300	3～7月
鮟鱇魚（肝）	2300／3600	12～2月
沙丁魚（燒烤）	1200／1500	6～10月
鰻魚（蒲燒）	750／1300	7月
旗魚（生）	110／530	6～8月
鰹魚（生、秋季）	400／970	5月・9月
鰈魚（生）	100／72	6月
黑鮪魚（腹肉）	1400／3200	6～7月
鮭魚（生）	210／400	9～10月
鯖魚（燒烤）	660／1000	3月・9～12月
鰆魚（生）	380／940	3～5月
秋刀魚（生）	890／1700	9月
柳葉魚（曬半乾）	740／650	11～12月
鮭魚卵	2100／2400	10月・12月
鯛魚（生）	600／890	4～5月
鱈魚（生）	24／42	12～2月
明太子	510／600	12月
鯡魚（生）	880／770	3～2月
成長中的鰤魚（生）※	980／1700	3月・12月
扁口魚（生）	120／290	6月・10～12月
鰤魚（燒烤）	1000／1900	3月・12～1月

※在日本西南和關西地區，稱仍在成長中的鰤魚為「はまち」（Hamachi），是鰤魚可被食用的最小體態。另外，天然和養殖的鰤魚在風味上差異頗大。

43

其實Omega-3系的油也可以加熱

只加熱5分鐘是沒問題的

油的品質變差現象，稱之為「氧化」。油會和氧產生反應然後發生變化，而且其實不只是空氣，光和熱也會讓油變質，使油變色或產生出難聞的氣味。**氧化速度的快慢，會因脂肪酸的種類而異，例如橄欖油等含有Omega-9系脂肪酸的油因熔點較高，一般認為是最不容易氧化的油。**

其次不容易氧化的，是以沙拉油為代表的Omega-6系脂肪酸。而對身體健康最有助益的Omega-3系脂肪酸因為怕熱，所以是最容易氧化的油。Omega-3系脂肪酸因分子構造中曲折的地方較多，所以相較於其他油類容易變質，氧化的速度較快。

話雖如此，但這並不表示Omega-3系的油類就不適合用於加熱烹調。正如左頁上半的實驗結果所示，Omega-3系的油在高溫烹調下5分鐘後，**所呈現的油質劣化程度，相當於Omega-6系的油加熱15分鐘。**

但因為含有Omega-3系脂肪酸的油大多價格較高，因此比起烹調，還是將其用來為菜餚增色，比較不會暴殄天物。另外，當我們要熱油做菜時，應該盡量不要使用Omega-3系以及它的競爭對手Omega-6系的油比較好，耐高溫的Omega-9系和奶油等飽和脂肪酸，會是更佳的選擇。

Omega-3系的油劣化程度如何？

拿Omega-6系的油和Omega-3系的油來做加熱實驗

Omega-6系

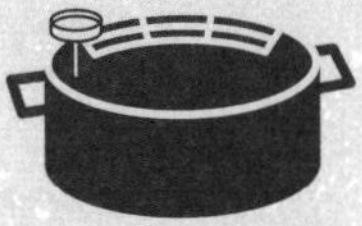

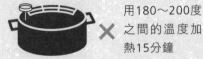

× 用180～200度之間的溫度加熱15分鐘

≒

Omega-3系

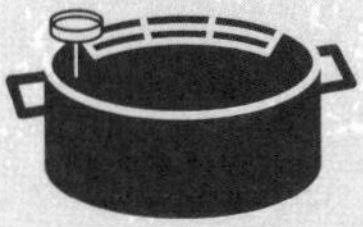

× 用180～200度之間的溫度加熱5分鐘

Omega-6系的油用180～200度之間的溫度加熱15分鐘後的狀態，和Omega-3系的油用180～200度之間的溫度來加熱5分鐘後的狀態，其劣化程度是相同的。雖然油會劣化，但吃進體內也不會有什麼問題。

淋在溫熱的料理上直接食用也可以！

為了不讓Omega-3系的油劣化，也可以這麼做

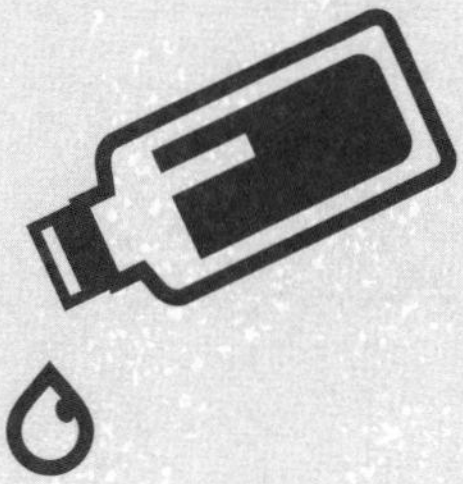

雖然像紫蘇油這類含有Omega-3系脂肪酸的油，基本上比較不適合用於加熱烹調，但只要在料理時多用點心，還是可以在無損油類的營養下來攝取。例如在燉肉、湯品、煮魚等溫熱的料理要上桌前，再淋上Omega-3系的油，就可以不經過火加熱，保留下沒受到破壞的α-亞麻酸。

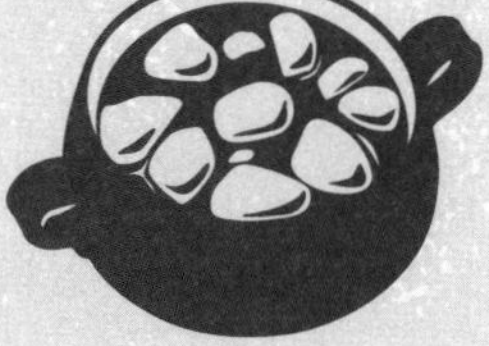

燉肉

湯品

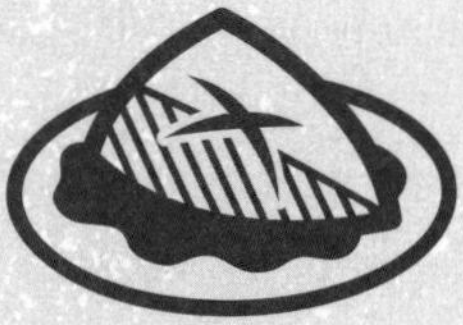

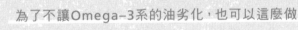

煮魚

44

種類不同的脂質，賞味期限也不一樣嗎？

基本上就算是不同的油類，也不會有太大差異

前面提到Omega-3系脂肪酸的油比較容易劣化，**但這僅適用於烹調時的情況，也就是加熱時的氧化情形。如果是在油品開封之前，那麼Omega-9系和Omega-3系並沒有不同。**

雖然不同廠牌之間多少會存在一些差異，但如果把油儲存在能完全遮蔽光線的罐子裡，大約可以保存兩年左右。如果油是裝在玻璃瓶或塑膠瓶中的話，則大約可保存一年到一年半的時間。會出現這樣的差異，原因在於不同的油中所含有或添加的抗氧化維生素不一樣。在開封之前，產品就是靠這些維生素來防止內部空氣所造成的氧化。

油在開封使用後，如果能以正確的方式來保存，就算脂肪酸的種類不同，也不會在劣化上出現明顯的差異。但為了讓油在開封後能避免來自溫度和光線所帶來的劣化，請將其放置於陰涼處來保存比較好。

因為**含有Omega-3系脂肪酸的油較其他種類的油不耐熱，所以適合將其放在冰箱裡保存。另外要注意的是，因為開封後一個月到一個半月之間為賞味期間**，所以記得要在容器上標記開封日期以提醒自己。Omega-3系的油之所以賞味期間較短，原因在於它的構造裡存在許多雙鍵結構，而這也能證明它是一種柔和的油類。

Omega−3系油的理想保存方式

油在開封之前，沒有太多需要注意的地方，但因為Omega−3系的油較容易受到傷害，開封後將其放到冰箱裡保存會是比較好的做法。放在廚房的陰涼處也可以接受，但千萬別把油放在會讓陽光曬到的地方。

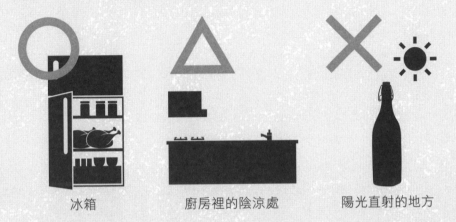

冰箱

廚房裡的陰涼處

陽光直射的地方

這樣的油對身體一點好處也沒有！

	主要的壞處	內容
①氧化	・使細胞受損 ・加速老化	這是油在長時間與光和空氣接觸，或經過高溫加熱後會出現的現象。氧化的油在進入人體後，也會使身體產生氧化。已用於烹調且經過一段時間的油，或是回鍋好幾次的油，還是換掉會比較好。
②反式脂肪酸	・提高增加心臟病的風險	人造奶油和脂肪抹醬中都含有反式脂肪酸。這種油從健康面來看，對人體相當不友善。一般認為反式脂肪酸除了會提高罹患心臟病的風險，還可能使人不孕，因此目前已遭到多個國家禁止使用。
③亞油酸	・腦梗塞、心肌梗塞、癌症、過敏症狀	亞油酸屬於必需胺基酸，只要適量攝取，對人體健康是有益的。但如果長期、過量攝取的話，就有可能提高得到如左邊所列出的疾病和症狀的風險。因為一般人常吃的油炸食物、甜點麵包和速食中都含有亞油酸，因此需要特別留意才行。

45 「Omega-9系」是最適合用來取代Omega-6系的油

請善用橄欖油等Omega-9系的油

大部分一般家庭中所使用的沙拉油，在分類上屬於Omega-6系脂肪酸。Omega-6系脂肪酸的主要成分為**亞油酸，它是滋養我們肌膚以及孩子成長時所不可或缺的營養素。但如果攝取過量的話，也會成為引發異位性皮膚炎、氣喘、過敏性疾病，甚至是罹患生活習慣病、心臟疾病和癌症的原因。**

此外，因為Omega-6系脂肪酸也存在於我們能經常吃到的大豆、小麥和米飯之中，所以在日常飲食生活中，已經能攝取到足夠的量了。要是我們在烹調時仍使用Omega-6系的油，就容易攝取過量，這點應放在心上提醒自己注意才行。

作為替代品，**含有豐富Omega-9系脂肪酸的橄欖油、米油或菜籽油等，都是不錯的選擇。這幾種油在加熱烹調時除了不容易氧化，主要成分中的油酸和棕櫚油酸還具有保濕的效果**，所以很適合用來取代Omega-6系的油。

另外，像奶油或豬油等動物性油脂中，因為含有許多不容易氧化的飽和脂肪酸，也是可以用來取代Omega-6系的油。但飽和脂肪酸如果攝取過量的話，可能會使體脂肪發生變化，成為使人肥胖的原因，所以在使用上仍要特別留意。

Omega-9系油一覽表

名稱	原料	主要脂肪酸	適合搭配的食物	味道、特徵
橄欖油	橄欖	油酸75% 棕櫚酸11.5% 亞麻酸9.5%	魚貝類、蔬菜、肉類、義大利麵、麵包	口感和香氣都很迷人，適合應用在多種料理上，直接淋在食物上來吃就很可口。
米油	米	油酸43% 亞油酸35% 棕櫚酸16.2%	魚貝類、肉類、蔬菜、豆類	沒有特殊的味道和氣味。除了適合用來油炸食物，也可當沾醬來使用。
菜籽油	油菜※種子	油酸64% 亞油酸19% 亞麻酸9%	魚貝類、蔬菜、肉類、豆類	明顯的香氣是最大的特色。因沒有特殊的口感，所以能應用在多種料理上，尤其適合用來炒菜。
紅花油	紅花種子	油酸79% 亞油酸12%	魚貝類、蔬菜、肉類、豆類	沒有特殊的味道，口感柔順。適合作為薄切生肉片和蔬菜沙拉的醬料來使用。
酪梨油	酪梨果肉	油酸66% 棕櫚酸16% 亞油酸12%	魚貝類、蔬菜、穀物類、豆類	味道濃厚是酪梨油的特色。除了可用於烹調，淋在冰淇淋和優格上來吃也很美味。
摩洛哥堅果油	摩洛哥堅果	油酸47.3% 亞油酸33.2% 棕櫚酸13%	魚貝類、蔬菜、穀物類	可分為不經燒烤（None Roast）和燒烤（Roast）兩種類型。前者的口感淡雅，後者的香氣和甜味為其特色。
開心果油	開心果	油酸50% 亞油酸30% 飽和脂肪酸10%	蔬菜、糕點、粉製品	開心果本身所具有的濃厚風味就是這種油的特徵。可搭配馬鈴薯和麵包來食用。另外，它也是製作糕點的原料。
榛果油	榛果	油酸41.9% 棕櫚油酸24% 亞油酸8.9%	蔬菜、魚貝類、糕點	榛果油芬芳甘甜的香氣令人著迷。可應用於西洋的燉煮料理，或直接淋在冰淇淋上來吃。
澳洲胡桃油	胡桃	油酸58.7% 棕櫚油酸28.7% 棕櫚酸8.4%	魚貝類、肉類、蔬菜、糕點	澳洲胡桃油的味道清新，因氣味甘甜味道裡又有雅緻的韻味，因此很適合搭配甜點來食用。另外，也可用於加熱烹調。

飽和脂肪酸油一覽表

名稱	原料	適合搭配的食物	味道、特徵
椰子油	椰子	糕點類	雖然消費者對椰子油的好惡分明，但它的甘甜和醇厚令人印象深刻。適合加在咖啡和果昔裡來食用。不易氧化也是椰子油的特色。
豬油	豬背脂	肉類、蔬菜	有些豬油會和牛脂或棕櫚油混合使用。在炒菜和油炸食物時加入豬油，更能為食物的風味加分。
奶油	牛奶的脂肪部分	肉類、魚貝類、糕點	奶油是製作麵包和蛋糕的主要原料之一。它能為食物增添豐富的香氣和醇厚口感。

※這裡列舉的是「キザキノナタネ」（Kizakinotane）和「ななしきぶ」（Nanashibuki）這兩種經由日本國內改良成功的油菜品種。

46

經常吃便利商店的食物，會讓身體缺乏好油

便利商店的食物裡，含有大量Omega-6系油

雖然說便利商店是年輕人和單身人士在飲食生活上的重要夥伴，但這些輕鬆就能買來吃到的食物裡，其實含有不少對身體不好的油。便利商店的食物原料標示上經常可以看到「植物油」或「植物油脂」，這類油大多為一旦攝取過量，就會讓身心出現問題的Omega-6系脂肪酸油脂。因此**如果過度依賴便利商店的食物，也就等於過量攝取對身體不好的油，或是讓自己的身體處在缺乏對健康有益的Omega-3系脂肪酸情況下。**

從左頁上方以老鼠來做的實驗結果，顯示出在缺乏Omega-3系脂肪酸的情況下，會使腦部的功能出現衰退，而不安與壓力也會讓腦部容易受到損傷。因此，經常吃便利商店食物的人，應該要盡早重新審視自己的飲食生活才行。

就算遇到特殊情況，必須以便利商店的食物來填飽肚子時，也希望讀者們能注意以下四點。

（1）挑選較少用到植物性油脂的小菜。
（2）盡量不要選擇油炸類食物。
（3）挑選生鮮蔬果。
（4）選擇魚類料理。

最近便利商店裡的食品種類越來越豐富多元，只要在選擇時多下點功夫，就能讓自己避開不好的油，攝取對身體健康有益的油。

Omega-3系脂肪酸對抗不安的效果

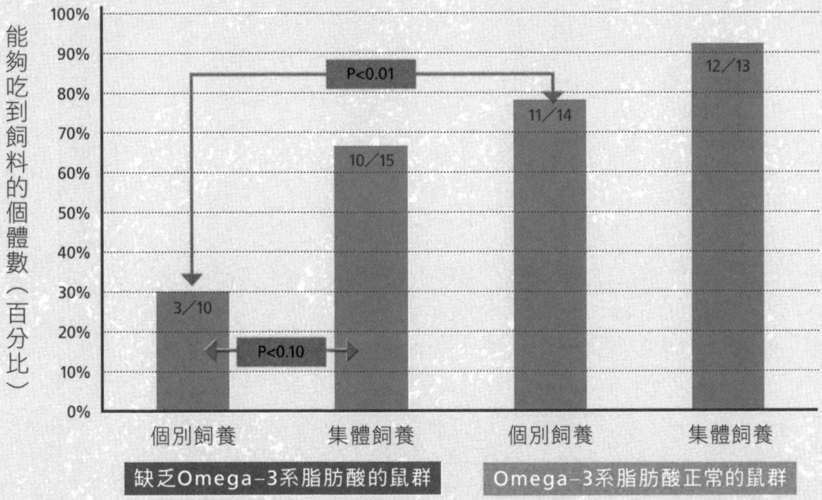

資料出處：Harauma A，Lipid, 46： 409－416（2011）

【P＜0・＊＊】用來表示在統計學上的顯著性差異（Statistical Significance）。國際上出現【P＜0・05】以下的數字時，意味著「顯著」（Significant），也就是幾乎沒有可議之處。而【P＜0・10】的意思是，每十次中出現的次數不及一次，為「具有某種傾向」。

這是一項使用老鼠來檢證Omega-3系脂肪酸是否具有抗憂鬱和抗不安作用的實驗。過程中把正常飼養的老鼠和缺乏Omega-3系脂肪酸的老鼠，再分為個別飼養和集體飼養兩個群體。個別飼養的時間持續3週，過程中會逐漸對老鼠施加壓力。實驗前一天，每隻老鼠都會先絕食一晚，等到隔天再把牠們放置在中央有食物的籠子角落。在觀察老鼠的行為經過10分鐘後可發現，正常集團13隻老鼠中的12隻，以及14隻個別養育老鼠中的11隻都吃到了飼料。然而個別養育但缺乏Omega-3系脂肪酸的老鼠，則因無法習慣這個狀況，而沒有吃到飼料。

隱藏在便利商店食物中的脂質量

蛋沙拉三明治
18.4g

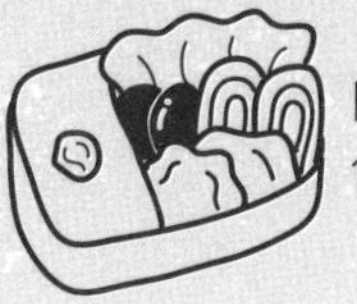

日式便當
19.7g

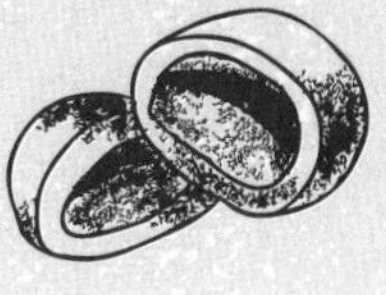

咖哩麵包
17.3g

47 挑選油的時候，一定要注意的關鍵

挑選良質油的方法

消費者在超市或便利商店購買食用油時，一定要特別留意，你所挑選的油是用哪一種方法所製作的。

簡單來說，用自然的方式所製作的油中添加物較少，也能保留較完整的營養。尤其包裝上有標示「冷壓」（Cold Press）的油，更值得推薦。**冷壓的製程相當繁複，而且只能從原料中榨取出六到七成的油而已，加上製作過程中沒有經過30度以上的加熱，所以能保留住油本身所具有的香氣和營養，將它們完整地裝到容器裡**。正因為冷壓的製程繁複且無法大量生產，所以這種油的價格較高。雖然保存期限不長，但絕對是值得花這筆錢購買的油品。

與冷壓油相對的是，市面上所販售的便宜又容易取得的沙拉油。這種油因為經過化學精製處理，且能大量生產，所以在製作過程中有使用到化學溶劑，因此不能稱其為健康的油。

另外，本書到目前為止已多次提到，一般來說因沙拉油中含有大量的Omega-6系脂肪酸，所以極有可能會對身體健康造成危害。**選擇價格可能稍高一些，但含有Omega-3系或Omega-9系脂肪酸，且製作方式較自然的油來食用，對身體比較好**。

聰明做區分！ 油的一覽表

● Omega–3系

Omega–3系的油中含有EPA和DHA，是對身體健康有益的油。但有較難保存、不耐高溫、使用範圍較為侷限和價格稍高等缺點。

紫蘇油	亞麻仁油	印加果油

● 飽和脂肪酸

這類油的特色為遇冷後就會凝固且較耐氧化，也是製作洗髮精和肥皂的原料。但要注意的是，如果攝取過量可能會引起動脈硬化。

奶油	豬油	椰子油

● Omega–9系

棕櫚油酸具有防止皮膚老化的作用。Omega–9系可以作為Omega–6系的代替用油，但攝取過量的話，一樣會成為身材走樣的原因。

橄欖油	菜籽油	紅棕櫚油	米油
酪梨油	摩洛哥堅果油	紅花油	榛果油
澳洲胡桃油	葵花油	山茶油	開心果油

● Omega–6系

對健康沒有益處，應盡量避免攝取的油。雖然Omega–6系的油價格較低且大多易於保存，但只要超量攝取，就會對健康產生多種危害。

月見草油	芝麻油	大豆油
葡萄籽油	玉米油	棉籽油
南瓜籽油	胡桃籽油	大麻籽油

48

在限制醣類的情況下，真的不用在意油的攝取嗎？

要注意攝取醣類的時間以及油的種類

限制醣類已經成為減肥的一個標配了。許多人透過減少醣類的攝取量，希望以燃燒體內的脂肪作為能量的來源，來達到瘦身的目的。一旦醣類的攝取量減少之後，**每天得到的卡路里也會減少，這時人體一般來說會從蛋白質或脂質來做補充，但也有不少人會在意，自己是否有脂質攝取過量的問題**。這裡本書想明確的告訴讀者，「過度限制醣類的攝取，絕非一件值得鼓勵的事」。

雖說攝取過量的醣類的確會使人發福，但攝取醣類本身對人類來說確實很重要。其中尤其該注意的是，攝取醣類的時間點。因為早餐是揭開一天序幕的第一餐，所以需要從中攝取能立刻轉化為能量的醣類，以及所需的脂質。雖然午餐和早餐差異不大，但晚餐時因為我們已經不需要那麼多的能量了，所以應該避開醣類，選擇以蛋白質和膳食纖維為主的飲食內容。

脂質除了是人體能量的來源，還具有多種功能，和醣類一樣都是人體必需的營養素。但在攝取脂質時要特別注意的是，如何維持飽和脂肪酸、Omega-9系脂肪酸、Omega-6系脂肪酸以及Omega-3系脂肪酸的平衡。尤其應該留心，自己是否有過量攝取會對人體造成危害的Omega-6系脂肪酸，以及是否缺乏對人體健康極為有益的Omega-3系脂肪酸。

人會變胖的原因和原理

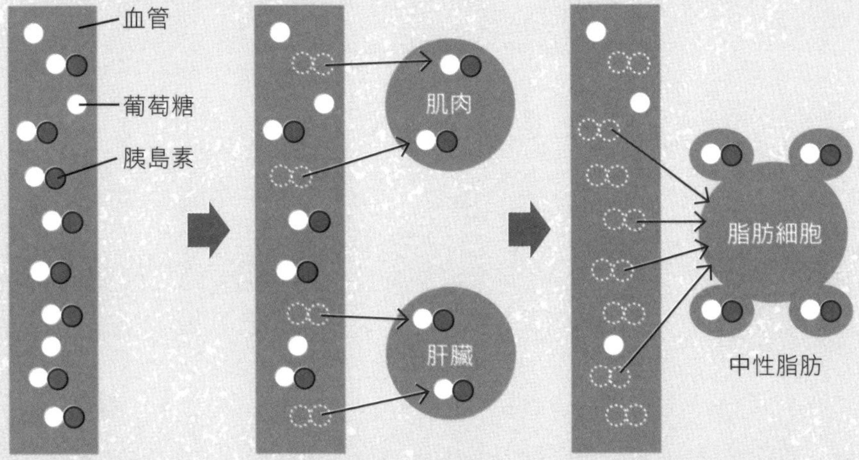

血液中的葡萄糖增加，胰島素就會開始分泌。

透過胰島素，能把葡萄糖送到肌肉或肝臟加以儲存。

當儲存量滿了之後，葡萄糖就會被送往脂肪細胞處，形成中性脂肪。

在一日三餐中攝取到均衡營養的方法

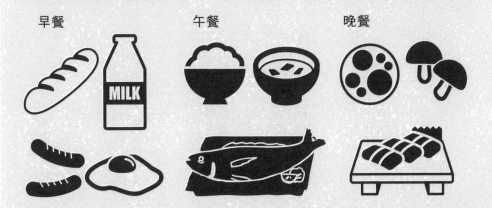

對於早餐和午餐的內容，不用太過在意醣類的攝取量。醣類是人類活動所需能量的泉源，所以請和優質的油一起適度地攝取。但人們在吃過晚餐後，因為沒有太多活動的機會，所以晚餐內容應以蛋白質和膳食纖維為中心。

49

維持身體健康的好油①紫蘇油

豐富的α-亞麻酸守護你的健康

到目前為止本書已多次提到，Omega-3系脂肪酸是能為人體帶來多種健康效果的油。而在攝取Omega-3系脂肪酸這件事情上，紫蘇油可以稱得上是最理想的一種油類。

其中最主要的理由是，**紫蘇油中含有豐富的α-亞麻酸，可以抑制包含花粉症和異位性皮膚炎在內的過敏反應，並預期能夠降低罹患動脈硬化、心肌梗塞、腦中風等生活習慣病的風險**。從脂肪酸的構成來看，α-亞麻酸的比例高達60%以上，是食用油中的最高數值。α-亞麻酸在人體內能轉化為EPA和DHA，生成「類花生酸」和「類二十二烷酸」這兩種生理活性物質。這些物質**可降低血壓，因具有使血管擴張的功能，所以能促進全身血液的流動，帶來許多對身體有益的效果**。

另外，青魚中所富含的EPA和DHA，是能讓頭腦變好而廣為人知的營養素，具有可以提升腦部功能，調整心理平衡的效果。

根據發表於一九九七年的「魚貝類攝取量與憂鬱狀態關係」這篇論文中指出，「有資料表示，越是常吃魚的國家，國民罹患憂鬱症的比率就越低」。

紫蘇油DATA & MEMO

原料	產地	科名
紫蘇的種子	中國・韓國・日本	唇形科

● 脂肪酸構成比

α－亞麻酸	60%
油酸	15～20%
亞油酸	10～15%
其他	10%

紫蘇油在食用油中α－亞麻酸的比例最高。α－亞麻酸能抑制花粉症和過敏反應，還能降低人們罹患動脈硬化、心肌梗塞和腦中風等生活習慣病的風險。

適合的品嚐方式及料理

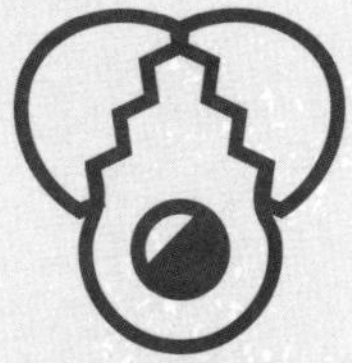

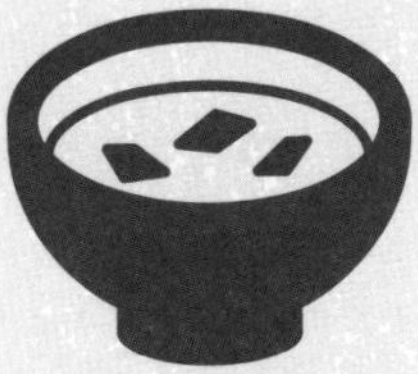

味噌湯

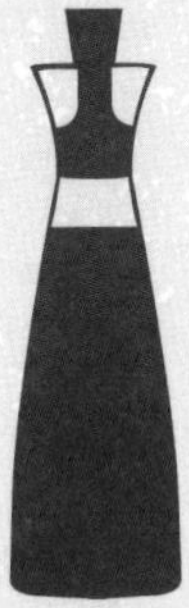

沾醬

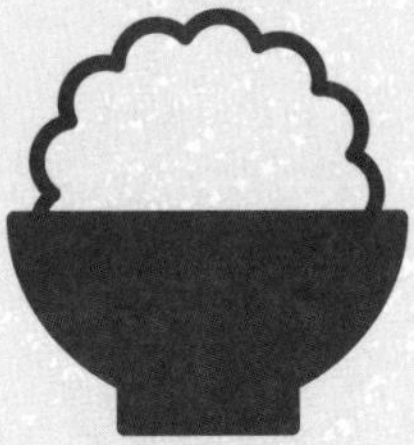

雞蛋蓋飯

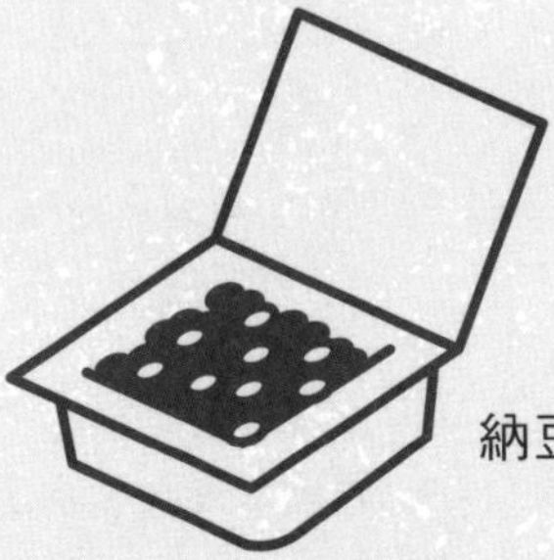

納豆

口感清爽，不帶特殊的味道和氣味，因為不會破壞到食材和料理本身的風味，所以使用方式多元。

保存方法　開封前雖可置於常溫下的陰暗處，但因為紫蘇油不耐長期保存，因此開封後請放進冰箱保存。

四面環海，擁有豐富漁獲的日本在一九九七年時，國民每人一天平均的魚貝類消費量約為100克。當時患有憂鬱症等情緒障礙的患者數約為43萬人（一九九六年），這是一個相當低的數字。然而之後魚貝類的消費量逐年下滑，到了二〇一三年時，日本國民每人每日的平均消費量降至73克。與之成反比例的是，情緒障礙的患者人數在二〇〇五年時，上升至92萬人。二〇〇八年時甚至增加至104萬人之多。

從以上數據資料可以知道，EPA和DHA的攝取量與情緒障礙的發病率，可能存在著相關關係。因此在日常飲食生活中，我們確實應該積極地攝取魚貝類，以及含有豐富Omega-3系脂肪酸的紫蘇油才是。

試著把紫蘇油拌入經常吃得到的料理一起食用

紫蘇是製作紫蘇油的原料，原產於印度和中國，因日本從「繩文時代」就開始種植，所以具有悠久的栽培歷史，可以稱得上是日本最古老的一種油脂植物。

從「平安時代」起，紫蘇油被當作燈油和塗料來使用，在之後的八百年間，衍生出許多不同的用途。到了江戶時代後期，生產效率更高的菜籽從海外作為舶來品引進日本，導致紫蘇油的產量逐漸步入衰退。然而近年來，紫蘇油所具有的健康效果開始受到世人注意，知名度也逐漸傳播開來。

紫蘇油的黏度低，**也沒有強烈的氣味，因此適用於搭配不同的料理來使用。但因為紫蘇油並不適合加熱烹調，所以還是建議將其拌在雞蛋蓋飯、味噌湯和納豆裡來食用，或是把它拿來做為調味醬料的基底，總之，盡可能以不要損壞紫蘇油營養成分的使用方法為佳。**

紫蘇油的製作過程

❶ 把紫蘇籽放入榨油機中，慢慢地把油搾取出來。為了避免使油氧化，要在低溫的環境下，慢工出細活地來榨油。

▼

❷ 過濾榨出來的油去除雜質。在榨完油後立刻進行這項作業，可以有效避免使油氧化。

▼

❸ 過濾完後，為了保持油的新鮮度得立刻進行裝瓶。油在開封之前以常溫來保存，開封後放在冰箱裡保存，可避免使油氧化。

每日所需的Omega–3系脂肪酸攝取量

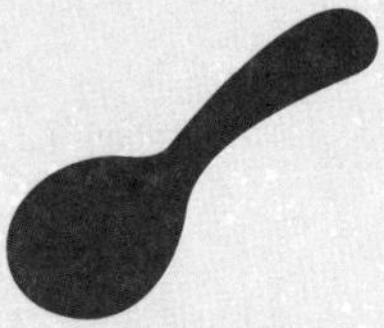

Omega–3系脂肪酸一天的攝取標準

1.6～2.4g

（=約等於一小匙的量）

● Omega–3系脂肪酸每日的攝取標準（單位：克）

	男性	女性
18～29歲	2.0	1.6
30～49歲	2.0	1.6
50～64歲	2.2	1.9
65～74歲	2.2	2.0
75歲以上	2.1	1.8

孕婦：1.6克
哺乳中的女性：1.8克

資料出處：厚生勞動省「2020年日本人的飲食攝取基準」

※繩文時代為日本從舊石器時代過渡到新石器時代的時期，時間大約在公元前14000年到公元前300年左右。

※從公元794年到公元1192年這段將近400年的時間，為日本史的平安時代。

50

維持身體健康的好油②亞麻仁油

亞麻仁油容易劣化，保存時應小心謹慎

亞麻是製作亞麻布的原料，把亞麻的種子在低溫的環境進行壓榨，所取得保留了完整養分的油，即為亞麻仁油。亞麻的原產地位於中亞，今天則廣泛種植在以中國和北非為中心的地區內，日本國內主要栽培於北海道。

亞麻仁油的脂肪酸組成比例幾乎和紫蘇油一樣，亞麻酸所佔的比例同樣高達55％以上，濃度相當高，其他像是油酸和亞油酸的比例，也幾乎和紫蘇油沒有兩樣。從上述內容可以知道，亞麻仁油和紫蘇油都是能為身體健康帶來益處，含有Omega-3系脂肪酸的油。

亞麻仁油的特色在於具有獨特的苦味和風味，且黏度較高。但雖然如此，卻不至於強烈到使人側目的程度。因為不會影響到菜餚的味道和口感，可於料理完成後，淋一點在食物上來享用。若想善用亞麻仁油所具有的獨特風味，也可將其搭配中華料理、異國料理或韓式泡菜來食用，更能為這些食物增添韻味。此外，把亞麻仁油與果昔、冰沙混合來吃，也是不錯的選擇。

不過，亞麻仁油和紫蘇油一樣，都是容易劣化（氧化）的油，所以需要在保存上多用點心才行。因為連室內光線都可能加速其劣化，所以裝進遮光瓶，或是放置在陰涼處和冰箱裡保存比較妥當。

亞麻仁油DATA & MEMO

原料	產地	科名
亞麻的種子	中國・加拿大・美國	亞麻科

●脂肪酸構成比

α－亞麻酸	55%
油酸	15～20%
亞油酸	10～15%
其他	15%

和紫蘇油一樣，成分中有超過半數以上為α－亞麻酸。α－亞麻酸在人體內會轉換為EPA和DHA，除了能促進血液循環，還可以活化腦部。

適合的品嚐方式及料理

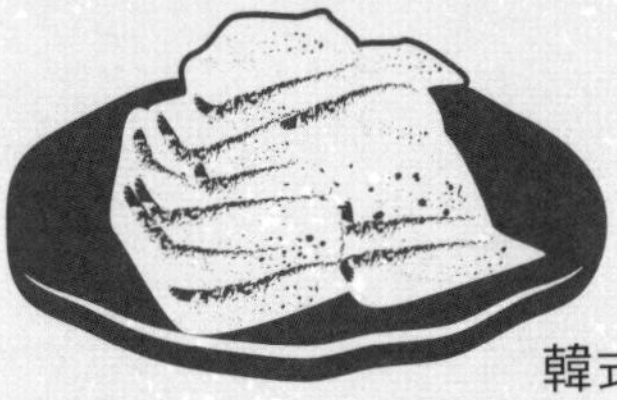

韓式泡菜

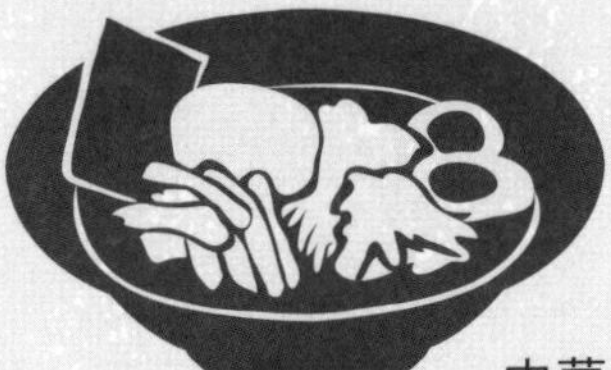

中華料理

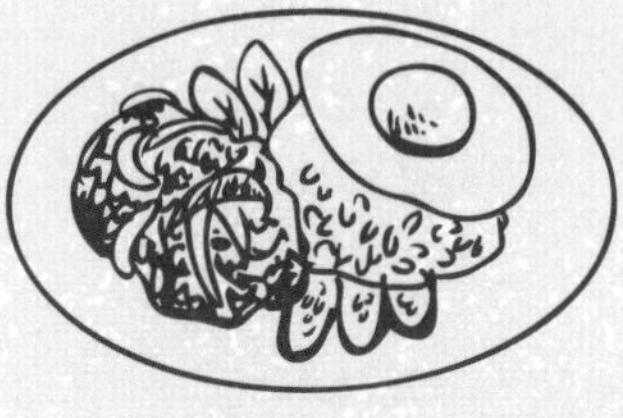

異國料理

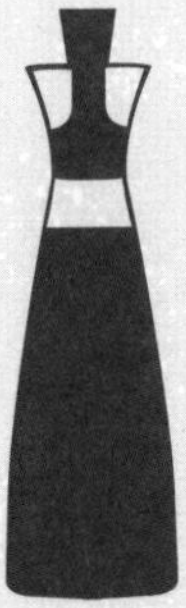

沾醬

有些微苦味。因風味獨特，因此適合搭配中華料理和異國風料理，或者搭配韓式泡菜來吃，相當對味。

保存方法

開封前請放在陰涼處，開封後請放在冰箱裡保存。因亞麻仁油較容易受到熱和光的影響，因此請務必將其裝入遮光瓶中來做保存。

51

維持身體健康的好油③印加果油

在近10年間開始廣為人知的食用油

和紫蘇油或亞麻仁油相比起來，雖然印加果油較不為世人所熟悉，但它的成分中同樣含有豐富的α-亞麻酸，屬於對人體健康有益的Omega-3系脂肪酸油。人們透過攝取印加果油，可以達到緩和過敏症狀，以及降低罹患生活習慣病的風險。

印加果原產於祕魯的亞馬遜熱帶雨林地區，以它的種子作為原料，經過低溫壓榨後可取得油。**近年來印加果油的營養成分豐富漸為人所知，大約從15年前起，開始以食用油之姿走進人們的生活中。**

印加果油在營養方面的特徵為，**雖然是植物油，卻有極高的維生素E含量。維生素E不只能促進血液循環，還能改善身體冰冷和肩膀痠痛等症狀。除此之外，因為還具有抗氧化作用，所以能加快人體內的新陳代謝，一般認為對肌膚的保健也能發揮令人期待的效果。**

在口感方面，印加果油因黏度低且味道清爽，所以不論搭配哪種食材或料理，都不會令人有突兀之感。除了搭配蔬菜料理和魚貝類，亦可淋在麵包或義大利麵等主食上來享用，在進食過程中還能一併攝取到油中豐富的α-亞麻酸和維生素E。值得一提的是，印加果油在Omega-3系脂肪酸的油中較耐加熱烹煮，因此也可應用在快炒上。

印加果油DATA & MEMO

原料	產地	科名
印加果的種子	祕魯	大戟科

●脂肪酸構成比

α－亞麻酸	50%
油酸	30%
亞油酸	8%
其他	12%

與紫蘇油和亞麻仁油相比，成分中油酸的比例較高。富含能促進血液循環作用的維生素E為其特色。此外因具有高抗氧化作用，所以在美肌效果上的表現也備受期待。

適合的品嚐方式及料理

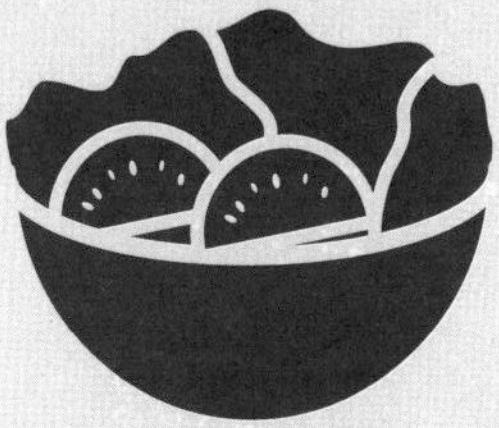

蔬菜料理

麵包

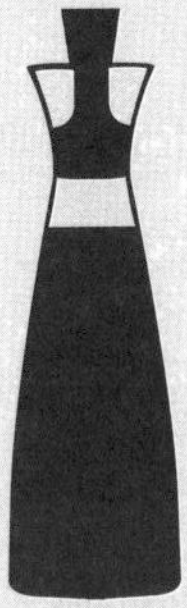

沾醬

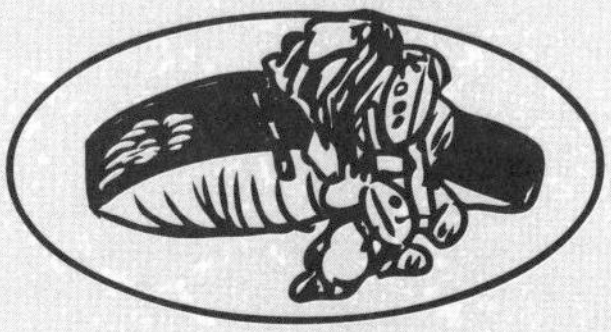

魚料理

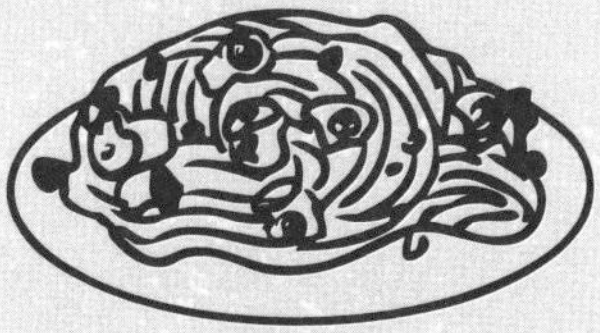

義大利麵

保存方法　開封前放在陰涼處，開封後放在冰箱裡保存。印加果油因較不易氧化，所以也適合短時間內的加熱烹煮。

52

維持身體健康的好油④MCT油

能立刻轉換為能量的油

MCT油（Medium Chain Triglyceride）是近年來開始受到世人關注的中鏈脂肪酸油。**從椰子或棕櫚的種子中提取出天然成分的中鏈脂肪酸，唯有100%由中鏈脂肪酸構成的油，才能稱之為MCT油。**

MCT油和一般植物油不同的地方，在於脂肪酸的長度。脂肪酸的結構以氧原子和羥基為軸，兩者和碳原子成鎖鏈狀相連在一起，這條鎖鏈的長度若與一般油類（長鏈脂肪酸）相比，長度只有一半的話，就會被分類在中鏈脂肪酸。

正如前述，中鏈脂肪酸因體型較小，所以在特性上和一般的油有所不同。當人們在消化中鏈脂肪酸時並不需要酵素，它會被直接運送到肝臟，然後轉化為能量為人所用。相較於一般的長鏈脂肪酸，提供能量的效率高出4～5倍左右，是它最大的特色。

正因為**中鏈脂肪酸具有可以快速轉換為能量的特性，因此以「不容易殘留在體內的油」而受到矚目。尤其在哺乳或體能訓練前，這些立即需要能量的情形，都很適合攝取**。但要注意的是，說到底這種油也只是「不容易殘留在體內」而已，絕非能「讓人瘦下來的油」。如果因過度期待MCT油的功效，而在日常飲食中攝取過量的話，這並非是樂見的事。

中鏈脂肪酸和長鏈脂肪酸的差異

● 中鏈脂肪酸的示意圖（8個碳原子）

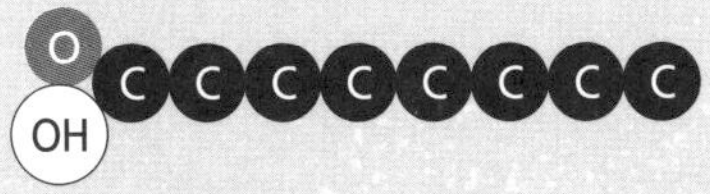
O
OH
C C C C C C C C

● 長鏈脂肪酸的示意圖（16個碳原子）

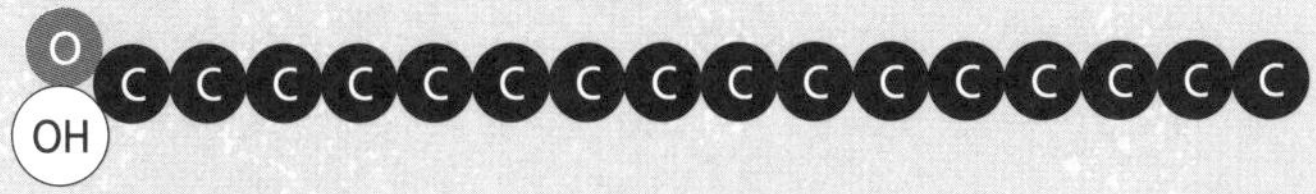
O
OH
C C C C C C C C C C C C C C C C

C ＝碳原子

O ＝氧原子

OH ＝羥基

鏈的長度和碳原子的雙鍵數量與位置，決定了油的種類。相較於長鏈脂肪酸，中鏈脂肪酸因長度較短，所以在人體內容易轉換為能量。含有大量中鏈脂肪酸的油，因不容易形成脂肪的特色而備受矚目。

中鏈脂肪酸和長鏈脂肪酸的代謝比較

中鏈脂肪酸

食用

↓

被送往肝臟後吸收

↓

肝臟能立刻將其轉換為能量

長鏈脂肪酸

食用

↓

被送往全身各處

↓

儲藏在肌肉、脂肪組織和肝臟中
需要時能轉換為能量來使用

MCT油、椰子油、母乳和牛奶裡含有大量中鏈脂肪酸，因其容易溶在水裡，所以能直接進入肝臟，然後進行分解。而植物油中富含的長鏈脂肪酸則會先經過小腸吸收，之後被運送到全身各處，接下來才會因應不同需求轉化為能量供人使用。中鏈脂肪酸的分解速度較長鏈脂肪酸快了4～5倍左右。

第4章總整理

為了保持或促進身體健康，人們應該積極從魚油或紫蘇油中，攝取Omega-3系脂肪酸。至於一般像是在沙拉油中所含有的Omega-6系脂肪酸，則應盡量避免攝取。為了幫助各位讀者都能加以實踐，本書把日常飲食生活中需要養成的習慣和注意事項歸納如下。只要能時時留意，肯定能改變自己的身體狀況。

持續攝取優質油，每天一小匙的量也OK！
這麼做可以預防和改善許多疾病的症狀

第96、98頁

每星期吃三次魚類料理！
主動攝取EPA和DHA

第102頁

Omega-3系的油較為纖細
使用時要特別留意

第104、106頁

為了身體健康，飲食生活中
還是少碰便利商店的食品比較好

第110、112頁

積極攝取紫蘇油和亞麻仁油等
Omega-3系脂肪酸的油!

第116、120頁

依脂肪酸做分類 食用油一覽表

■ Omega−3系脂肪酸的油

	適合的使用方式
紫蘇油	生食（澆淋、混合）
亞麻仁油	生食（澆淋、混合）
印加果油	生食（澆淋、混合）、加熱（短時間）

■ Omega−6系脂肪酸的油

	適合的使用方式
大麻籽油	生食（澆淋、混合）、加熱（短時間）
胡桃籽油	生食（澆淋、混合）、加熱（炒）
葡萄籽油	生食（澆淋、混合）、加熱（炒、燉、炸）
芝麻油	生食（澆淋、混合）、加熱（炒、燉、炸）
玉米油	生食（澆淋、混合）、加熱（炒、燉、炸）
大豆油	生食（澆淋、混合）、加熱（炒、燉、炸）
月見草油	生食（澆淋、混合）
南瓜籽油	生食（澆淋、混合）
棉籽油	生食（澆淋、混合）、加熱（炒、燉、炸）

■ Omega−9系脂肪酸的油

	適合的使用方式
酪梨油	生食（澆淋、混合）、加熱（炒、燉、炸）
摩洛哥堅果油	生食（澆淋、混合）、加熱（炒、燉、炸）
橄欖油	生食（澆淋、混合）、加熱（炒、燉、炸）
菜籽油	生食（澆淋、混合）、加熱（炒、燉、炸）
米油	生食（澆淋、混合）、加熱（炒、燉、炸）
葵花油	生食（澆淋、混合）、加熱（炒、燉、炸）
開心果油	生食（澆淋、混合）、加熱（炒）
榛果油	生食（澆淋、混合）、加熱（炒、燉、炸）
紅花油	生食（澆淋、混合）、加熱（炒、燉、炸）
澳洲胡桃油	生食（澆淋、混合）、加熱（炒、燉、炸）
山茶油	生食（澆淋、混合）、加熱（炒、燉、炸）
紅棕櫚油	生食（澆淋、混合）、加熱（炒、燉、炸）

2AF723X

健康吃油！油與脂肪的驚人真相

魚油真的比較營養？如何減少內臟脂肪？吃出身心都健康的 52 個飲食關鍵

※ 本書為《油與脂肪的驚人真相：魚油真的比較健康？哪種脂肪不讓人變胖？改變你對健康飲食誤解的 52 個重要關鍵》換裝改版

監　　修　守口徹
譯　　者　林巍翰
責任編輯　温淑閔
主　　編　温淑閔
版面構成　江麗姿
封面設計　走路花工作室

行銷主任　辛政遠
資深行銷專員　楊惠潔
總 編 輯　姚蜀芸
副 社 長　黃錫鉉

總 經 理　吳濱伶
發 行 人　何飛鵬
出　　版　創意市集
發　　行　城邦文化事業股份有限公司
歡迎光臨城邦讀書花園
網址：www.cite.com.tw

香港發行所　城邦(香港)出版集團有限公司
香港九龍土瓜灣土瓜灣道86號
順聯工業大廈6樓A室
電話: 25086231
傳真: 25789337
E-MAIL: hkcite@biznetvgator.com

馬新發行所　城邦（馬新）出版集團Cite (M) Sdn Bhd 41, Jalan Radin Anum, Bandar Baru Sri Petaling, 57000 Kuala Lumpur, Malaysia.
Tel:(603)90563833
Fax:(603)90576622
Email:services@cite.my

印　　刷　凱林彩印股份有限公司
2024年5月 二版1刷
Printed in Taiwan
定　　價　380元

客戶服務中心
地址：115 臺北市南港區昆陽街16號5樓
服務電話：（02）2500-7718、（02）2500-7719
服務時間：週一至週五 9：30～18：00
24 小時傳真專線：（02）2500-1990～3
E-mail：service@readingclub.com.tw

※廠商合作、作者投稿、讀者意見回饋，請至：
FB粉絲團・http://www.facebook.com/InnoFair
Email信箱・ifbook@hmg.com.tw

國家圖書館出版品預行編目資料

健康吃油！油與脂肪的驚人真相：魚油真的比較營養？如何減少內臟脂肪？吃出身心都健康的 52 個飲食關鍵 / 守口徹 監修；林巍翰 譯 . -- 二版 . -- 臺北市：創意市集出版：城邦文化事業股份有限公司發行 , 2024.05
面；　公分

ISBN　978-626-7336-94-6(平裝)
1.CST: 油脂 2.CST: 營養常識 3.CST: 健康飲食

411.3　113005372